JUDITH VON HALLE

Das Abendmahl

Vom vorchristlichen Kultus
zur Transsubstantiation

JUDITH VON HALLE

Das Abendmahl

Vom vorchristlichen Kultus zur Transsubstantiation

Verlag am Goetheanum

VERLAG AM GOETHEANUM

Im Internet: www.VamG.ch

Gesamtgestaltung von Gabriela de Carvalho
Titelbild: «Abendmahl» (1394) von Meister Bertram, Passionsaltar
Niedersächsisches Landesmuseum Hannover, © Raffael-Verlag
CH-3063 Ittigen

Satz: Höpcke, Hamburg
Druck und Bindung: Freiburger Graphische Betriebe

ISBN 978-3-7235-1288-3

Beiträge zum Verständnis des Christus-Ereignisses

Band III

INHALT

GELEITWORT

Das folgende Geleitwort soll auf einige Fragen, die mir immer wieder anläßlich meiner Vorträge oder in Gesprächsseminaren gestellt werden, Antwort geben. Zwar sind diese Fragen bereits im Vorwort zu den unter dem Buchtitel «*Und wäre Er nicht auferstanden ...*» erschienenen Vorträgen behandelt worden, doch wird selbstverständlich nicht jeder Leser das Buch kennen oder die darin enthaltenen Ausführungen im Bewußtsein gehalten haben.

So würde derjenige Leser, der die folgenden Darlegungen unvorbereitet aufnähme, an einigen Stellen gewiß verwundert sein über deren Art und Inhalt – was verständlich wäre, denn er fände eine Schilderung historischer und übersinnlicher Tatsachen vor, die mit einer gewissen Selbstverständlichkeit vor ihm ausgebreitet werden ohne die Benennung ihrer Quellen.

So soll hier der Versuch unternommen werden, recht offenherzig dasjenige schriftlich festzuhalten, was bis dahin im direkten zwischenmenschlichen Gespräch mit einer vertraulichen Stimmung und Haltung viel unmißverständlicher vermittelt werden konnte, weil in der Begegnung der Mensch ein unmittelbareres Erleben, einen authentischen Eindruck des Vortragenden gewinnen kann. Die folgenden Erläuterungen, die auf besagte Fragen Bezug nehmen, sind sehr deutlich formuliert, wohl wissend, daß mir diese Deutlichkeit einerseits als Unbescheidenheit ausgelegt werden kann, andererseits – und daher will ich dieses Risiko tragen – daß es nur diese Deutlichkeit überhaupt möglich macht, eine annähernd erschöpfende Antwort auf die gestellten Fragen zu geben.

Die vorliegenden Ausführungen sind aus einem eigenständigen geistigen Erleben hervorgegangen und enthalten daher keine Hypothesen oder Spekulationen, es sei denn, es wird ausdrücklich darauf hingewiesen, daß keine definitive, selbst bezeugte Aussage zu einem gewissen Vorgang gemacht werden kann.

Allerdings entstammt nicht jede Schilderung derselben Erkenntnisquelle. Denn das geistige Erleben bezieht sich einerseits auf ein unmittelbares, ja auf ein wie sinnliches Miterleben der historischen Ereignisse der Zeitenwende. Dieses hat sich als Folge der zu Ostern des Jahres 2004 eingetretenen Stigmatisation eingestellt. Es darf vorgestellt werden wie eine Art «Zeitreise», bei der sämtliche Sinneseindrücke, wie wir sie im diesseitigen Wachbewußtsein haben können, vorhanden sind – nur in eine besondere Zeit und an einen besonderen Ort versetzt. Es handelt sich dabei also nicht um sogenannte Visionen oder reine Schauungen, auch nicht um Imaginationen, sondern um das Durchleben des tatsächlich auf der Erde Geschehenen. Es können nicht nur visuelle Wahrnehmungen von den Persönlichkeiten der Zeitenwende und ihrer Umgebung, ihrer Kultur und Lebensweise stattfinden, sondern jeder Sinn – so wie er uns im Wachzustand zur Verfügung steht – ist an den Wahrnehmungen beteiligt. So kann beispielsweise auch die Sprache gehört, der Boden unter den Füßen, Kälte oder Wärme gefühlt werden.

Die andere Quelle für die Inhalte der Darstellungen ist eine gänzlich andere, jedoch eine nicht weniger authentische. Es wird den Ausführungen leicht zu entnehmen sein, an welchen Stellen die Schilderung der historischen Vorgänge zu einer geisteswissenschaftlichen Betrachtungsweise hin übergeht. Diese mag nüchterner, neutraler erscheinen als die Darstellungen zum sinnlichen Ablauf der Zeitenwende, was in gewisser Weise auch richtig ist. Denn es handelt sich dabei um eine möglichst genaue «Übersetzung» desjenigen, was als Tatsache in der geistigen Welt vorhanden und wahrnehmbar ist. Der geistige Mensch kann Intuitionen von diesen kosmischen Tatsachen haben, wenn sich sein Ich jenseits der Schwelle gänzlich aus dem Astralischen herauslöst, so daß er – das heißt sein Ich – in die Objektivität hineinkommt. Eindrücke dieser Art hat jeder Mensch während des Schlafes, doch gelingt es ihm selten, diese in sein Tagesbewußtsein zu überführen. Es ist eine schwierige und daher höchst verantwortungsvolle Aufgabe für den Menschen, diese objektiven Tatsachen, welche sein Ich jenseits der Schwelle hat aufnehmen können, nun auch in eine wirkliche Erkenntnis zu verwandeln, die ebenso wahrheitsgemäß ist, wie die reine

Wahrnehmung zunächst als gegeben vorhanden ist. Immer wieder ist zu überprüfen, ob die geistige Wahrnehmung auch tatsächlich demjenigen Begriff entspricht, dem man sie zuordnet. Erst wenn alle Ergebnisse dieser Prüfung standhalten, darf sich der Schüler der Geisteswissenschaft berechtigt fühlen, diese seine Ergebnisse als Geist-Erkenntnisse weiterzugeben.

Viele Menschen haben heute geistige Wahrnehmungen (man hört immer wieder, wie sehr diese Fähigkeit zunimmt), zum Beispiel auf der ätherischen oder astralischen Ebene. Doch bleiben diese Wahrnehmungen nutzlos oder sind nicht selten sogar Auslöser für eine große Verwirrung, wenn sie dem Menschen in ihrem wahrhaftigen Zusammenhang verhüllt bleiben. Jemand kann beispielsweise Wahrnehmungen von der ätherischen Welt haben, indem er in das Gebiet der Elementarwesen eintaucht. Doch können Aussagen über das Elementarreich nur Bestand haben, können nur dann wirklich objektiv sein, wenn sich der Mensch aus jener Ebene erhebt; das bedeutet, wenn er nicht ausschließlich die Erkenntnisebene der Elementarwesen teilt, sondern sich wie um eine Stufe heraufhebt zu einem Betrachtungsstandort, von dem aus er nicht nur von der Beschaffenheit der Elementarwelt berichten kann, sondern Erkenntnisse *über* die Elementarwelt haben kann. Es ist, wie wenn der Mensch in einem großen Gewässer schwimmt und dadurch aussagen kann, daß das Wasser tief und kalt ist. Aber erst, wenn er sich wie ein Vogel in die Lüfte erhebt, kann er überhaupt beurteilen, ob es sich bei diesem Wasser um einen großen See oder womöglich sogar um ein Meer handelt, erst dann kann er sehen, ob und wo das Wasser von Land umgrenzt ist, auf welchem Kontinent es sich befindet etc. Stets müssen also die eigenen Wahrnehmungen von einer höheren Warte aus angeschaut werden, um den Gesamtzusammenhang beurteilen zu können, wenn man verbindliche Zuordnungen machen will.

Es ist eine Errungenschaft der Geisteswissenschaft, daß es uns heute möglich ist, unsere Wahrnehmungen mittels eines geschulten, klaren Denkens in wirklichkeitsgetreue Erkenntnisse zu verwandeln.

All diejenigen Aussagen, die in den folgenden Ausführungen nicht die sinnlichen Vorgänge der Zeitenwende zum Inhalt haben, entspringen der soeben geschilderten Erkenntnisquelle. Sie sind behutsam und mit der entsprechenden Ernsthaftigkeit ausgesprochen und keinesfalls «daherspekuliert». Daher mögen sie sachlicher oder unpersönlicher anmuten als die übrigen Schilderungen. Die Ursache dafür liegt in der oben beschriebenen Überpersönlichkeit, der Objektivität jenseits der Schwelle begründet. Dennoch sind es authentische, eigenständige spirituelle Ergebnisse, und wenn in den Ausführungen nicht die eigenen, sondern die Erkenntnisse Rudolf Steiners wiedergegeben werden, so wird ausdrücklich darauf hingewiesen.

Diese zweite Art der geistigen Wahrnehmung ist *keine* Folge des Stigmatisations-Ereignisses. Sie ist bereits vor der Stigmatisation vorhanden gewesen. Sie hat seitdem höchstens eine Verstärkung erfahren.

Nach dem Erscheinen meiner Vorträge in Buchform haben einige Persönlichkeiten die genaue Darlegung meines sogenannten Schulungsweges eingefordert. Abgesehen davon, daß es nicht meine Intention war, derartiges in diesem Buch darzulegen – denn es war und ist nicht mein persönliches Anliegen, das eigene Schicksal zum Hauptpunkt meiner Darstellungen, sondern mit den vorhandenen Mitteln das Christus-Ereignis durchdringbarer zu machen –, würde eine solche «Bauanleitung» recht kurz ausfallen und vermutlich nicht so, wie es sich diese Menschen vorstellen oder wünschen würden. Die oben geschilderte Wahrnehmungsart ist als Folge vorheriger Leben bereits in frühen Jahren vorhanden gewesen, ohne daß in dieser Inkarnation der beschwerliche Weg eines Eremiten mit allerlei Kasteiungen und Entsagungen meinen spirituellen Mitteilungen vorangegangen wäre. Jedoch schließt das eine gewisse Disziplin im Lebensgang als Folge des selbstverständlichen Lebens mit der geistigen Wirklichkeit keinesfalls aus – im Gegenteil. Nur ist diese Disziplin oder spirituelle Ehrfurcht in diesem Leben eher eine Folge als eine Vorbereitung gewesen. Nichtsdestotrotz wird eine «Kontinuität des Bewußtseins» jenseits der Schwelle immer nur dann möglich sein, wenn der Mensch in größter Anteilnahme, auch mit Leidensfähigkeit das Christus-Ereignis in sich aufgenommen hat und weiterhin in sich aufnimmt – wenn er sich anteilnehmend, liebevoll, demütig und dankbar nicht nur in seinem Gemüt, auch mit seinen Erkenntniskräften der geistigen Welt zuwendet, bis er selbst so stark berührt ist von jenem größten Menschheitsgeschehen, daß er sich wie stigmatisiert zu fühlen beginnt, weil er erkennt, weil er tief empfindet, daß sich das große Opfer des Erlösers auch für ihn selbst, für seine bescheidene Wesenheit, in der aber der Keim Gottes liegt, vollzogen hat.

So ist jene Kontinuität des Bewußtseins *vor* dem Stigmatisations-Ereignis vorhanden gewesen. Als sich nun das Miterleben der historischen Ereignisse einstellte, mußte es nicht bei diesem reinen Miterleben bleiben, sondern die übersinnliche Erkenntniskraft konnte zusammengebracht werden mit den historischen Vorgängen. Man könnte sagen, das Werkzeug war bereits vor dem zu bearbeitenden Material da. Wer eine Geige bauen will, der muß ein gutes Werkzeug haben, und wenn er anfangen will zu schnitzen, sollte er dieses gute Werkzeug bereits zur Hand haben und nicht dann erst beginnen, sich eines herzustellen. Wenn er kein Werkzeug besitzt, hat er zwar das schönste Holz, das Rohmaterial, aber er wird keine Geige daraus herstellen können. So kann in diesem Falle die übersinnliche Erkenntniskraft das rechte Werkzeug sein, die spirituellen Hintergründe der sinnlichen Vorgänge, der historischen Ereignisse zu ergründen.

Berlin, im März 2006 *Judith von Halle*

So komplex die Ereignisse auch sein mögen, die sich im Zusammenhang mit dem historischen Abendmahl der Zeitenwende zugetragen haben, so deutlich zeigt sich in ihnen ein Rhythmus, ein besonderer Aufbau, den man geradezu als eine himmelsgelenkte «Erziehungskunst» empfinden kann. Denn das Christentum ist zwar vom Himmel gegeben worden, aber nicht vom Himmel gefallen. Es setzt nicht ein ohne Anbindung an die alten Traditionen, die es vorbereiteten und letztlich überhaupt erst ermöglichten. Im Grunde waren nicht nur die Prophezeiungen der jüdischen Vorväter, sondern auch alle kultischen Riten und Feste darauf ausgerichtet, daß sie Jahrhunderte, gar Jahrtausende lang symbolisch vollzogen wurden bis zu dem einen Male, an dem sie geistig-physische Wirklichkeit wurden; bis zu dem einen Augenblick, an dem sich ihr ganzer Inhalt erschloß, ja durch den sich ihr geistiger Reichtum in der physischen Welt verwandelte durch die Inkarnation Gottes auf der sinnlichen Erdenwelt, der sie belebte und erfüllte mit ihrer wahren und zukünftigen Bedeutung.

Um in den rhythmischen Aufbau des Abendmahlfestes in recht lebendiger Weise eindringen zu können, soll zunächst mit einigen Ausführungen über die Stätte des Geschehens ein Bild gezeichnet werden, welches auf die damaligen kulturellen Zusammenhänge einstimmen möge.

Der Erdenort des letzten Abendmahls

Das Gebäude, in dem das letzte Abendmahl stattfand, lag im südwestlichen Teil der Stadt – und soweit man diesen Ort mit dem gegenwärtigen Jerusalem in Beziehung bringen kann, muß es heute außerhalb der mittelalterlichen Stadtmauern der Altstadt liegen. Während sich in den letzten zwei Jahrhunderten Jerusalem immer weiter nach Nord-Westen hin ausgebreitet hat, erstreckte sich das historische Jerusalem der Zeitenwende gen Süden über die nun heute jenseits der Stadtmauer des Suleiman[1] liegenden Hügel und Täler. Die damalige Stadtmauer umschloß ein Wohngebiet bis hinab zum Hinnom-Tal. Wenn man heute entsprechende Luftaufnahmen betrachtet, kann man die einstigen Umrisse der alten Stadt noch ausmachen.

Ob es sich bei dem historischen Abendmahls-Ort um den heute so ausgewiesenen Abendmahlssaal handelt, den man touristisch erkunden kann, ist unsicher; unsicher aus dem Grunde, weil das heute dort sichtbare Gebäude aus den späteren nachchristlichen Jahrhunderten stammt, offenbar aus muslimischer Zeit mit arabischer Baukunst, und somit keinerlei Ähnlichkeit mit dem damaligen Bau aufweist. Allerdings liegen beide Standorte – der historische und der heute begehbare – praktisch beieinander, ja vielleicht sind sie sogar identisch. In jedem Fall dürften sich die Reste des historischen Abendmahlhauses einige Meter unterhalb des heute bebauten

Terrains befinden, so wie es in der gesamten Altstadt der Fall ist, daß über die Jahrtausende die alte Bausubstanz als Fundament für neue Gebäude verwendet wurde.

Der wahre historische Ort ist allerdings ein besonderer. Jerusalem wurde auf felsigem Untergrund erbaut, der zum Teil natürliche Höhlen aufweist oder sich dazu eignet, Höhlen und Keller in ihn hineinzuarbeiten. Man erweiterte oft auch natürliche Höhlen zu geräumigeren Aufenthaltsorten jeglicher Art. So wurden in solchen Katakomben nicht nur Viehherden während kalter Nächte untergebracht, sondern ihre Besitzer bewohnten sie selbst oder ergänzten Höhlen und Felsüberhänge mit steinernen Anbauten. Derartige Räume beherbergten aber auch häufig – der alten jüdischen Tradition folgend – heilige Stätten der Vorväter. Einige von ihnen waren dem Volk bzw. gewissen religiösen Kreisen bekannt, und man pilgerte zu ihnen, um sich mit den Weisungen derjenigen Propheten, die einst diese Orte geheiligt hatten, belebend zu verbinden.

Während Seiner Wanderungen durch Palästina hatte Jesus Christus besondere Orte für Seine Lehren, die er dem Volk gab, ausgewählt. Wo Er Sein Lager aufschlug, um die Jünger oder größere Menschengruppen zu unterrichten, handelte es sich immer um Erdenorte, an denen es durch ihre ätherische Beschaffenheit leichter möglich war, die Menschen der Zeitenwende, die im Grunde ganz den lebendigen Kontakt zur geistigen Welt verloren hatten, zu einer höheren Anschauung zu erheben.

Wenn der Erlöser nicht in Städten oder Dörfern unterrichtete oder heilte, suchte Er gezielt diese besonderen Orte auf, an denen Er die Menschen in eine physische Lage versetzen konnte, die sie wiederum seelisch-geistig an die Schwelle zur geistigen Welt zu bringen vermochte. Diese Orte waren schon in Vorzeiten als besondere Erdenheiligtümer von den damaligen Eingeweihten erschaut und verehrt worden – und wie unsensibel auch immer der heutige Mensch mit ihnen umgehen mag, sie werden ihre Wirksamkeit auch in der fernen Zukunft beibehalten und für die allmählich geistig empfindende Menschheit wiederum auffindbar sein.

Ein solch heiliger Erdenort bildete das Fundament für die Räume des historischen Abendmahlhauses. Es ist wohl ohne weiteres nachvollziehbar, daß es nicht einem Zufall oder der Beliebigkeit zuzuschreiben ist, wo die göttliche Einsetzung der zukünftigen geistigen Ernährung der Menschheit stattfand.

Das eigentliche Haus, in dem das Abendmahl stattfand, war über einem solchen heiligen Ort errichtet worden. Dabei muß die Verehrung dieser Erdenstätte in graue Vorzeiten datieren, denn allein das Haus über dieser Stätte war zu Zeiten Jesu schon so alt, daß niemand mehr wußte, wer es unter wessen Herrschaft einmal erbaut hatte. Es lag auf einer natürlichen Felserhebung, in der sich eine große, ausgehauene Höhle befand. Sie war so bearbeitet, daß sie die Gestalt eines in Stein errichteten, niedrigen Saales hatte, jedoch herrschte in diesem

Saal eine unvergleichliche Atmosphäre, da sein Boden, seine Wände und Decke aus massivem Fels bestanden und den Eindruck eines lebendigen Organismus vermittelten. Man wurde still, wenn man diesen Raum betrat – man wurde zunächst ganz Wahrnehmungsorgan. Dieser Raum, dieser Ort trug so viel Erdengeschichte in sich, er teilte demjenigen, der zu ihm kam, verborgene Schätze der Weisheit mit, die er seit Anbeginn der Erdenzeiten in sich zu bergen schien. Ja, man wurde still, ganz gleich in welcher Haltung ein Mensch diesen Raum betreten hätte, denn das geistige Leben, das wesenhafte Wirken dieses Raumes war so unmittelbar erlebbar und mitteilend, es strömte so viel geistiges Wort von ihm aus, daß die Seele mächtig ergriffen wurde von seiner Würde und Schönheit. Er war nicht prunkvoll, nicht dekoriert. Er war einfach und karg und darum in seiner Bescheidenheit voll des natürlichen Reichtums. Mit der Wahrnehmung all dessen wurde nach und nach das Seeleninnere durchwogt von Empfindungen der Demut und Ehrfurcht, bis es in Dankbarkeit und Erhebung erglühte.

Die Quelle der Lebenskraft dieses Ortes bildete ein besonderer Punkt in der Mitte des Raumes, von dem im weiteren Verlauf dieser Ausführungen noch zu sprechen sein wird.

In einige Stellen der Decke waren wohl einstmals Löcher geschlagen worden, als noch kein Gebäude über seinem natürlichen Dach errichtet war; vielleicht zum Zwecke der Belichtung oder Belüftung. Diese waren aber wieder verschlossen worden, so daß es ohne die Verwendung von Öllampen nicht möglich war, den Raum zu erkennen. Und dennoch neigten sich die Flammen der Lampen zur Seite, wenn man sie hinunter in die Krypta führte, denn es schien aus einigen Felsspalten ein Luftzug zu dringen, als würde der alte, mystische Ort seinen verlebendigenden Atem dem menschlichen Gast, der sich zu ihm hinab begab, entgegenströmen.

Das eigentliche Gebäude über der Krypta hatte die Form eines griechischen Tempels, wobei das Hauptgebäude aus jüdischer Vorzeit doppelt so hoch war wie der es umgebende, breite Säulengang aus hellenistischer Zeit, den man nachträglich angefügt hatte. Da das Haus auf der Felserhebung ruhte, in deren Innern sich die Krypta befand, führte eine breite Freitreppe zur Eingangshalle des Gebäudes hinauf. Das Haus war aus den typischen Jerusalemer Sandsteinquadern gebaut, und da es bereits einige hundert Jahre alt war, waren einige von ihnen ein wenig verwittert, von Wind und Regen ausgewaschen. Dennoch bot es noch immer einen imposanten Eindruck: Im Abstand von etwa jeweils zwei bis drei Metern standen aus quadratischen Steinblöcken zusammengesetzte mächtige, sechs bis sieben Meter hohe Pfeiler auf einem langen, rechteckigen Grundriß und trugen ein schlichtes, hölzernes Satteldach, dessen Konstruktion von innen sichtbar war. Auf halber Höhe waren horizontal zwischen die Säulenabschnitte steinerne Träger in der Art von Unterzügen eingefügt, welche die Last

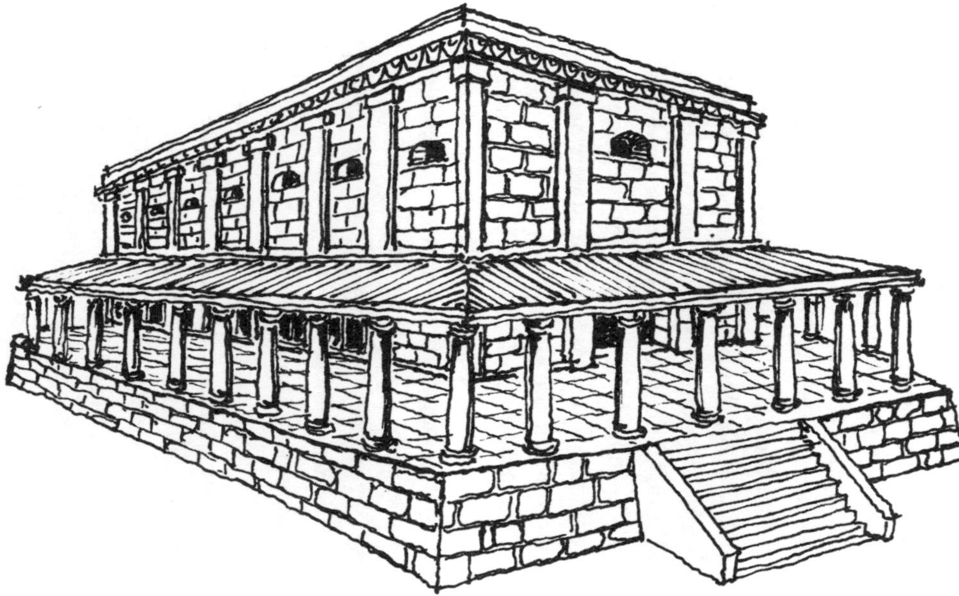

Das Abendmahlhaus

der darüber liegenden Mauersteine trugen. Unterhalb dieser Träger gab es nur leichte, hölzerne Faltwände, die in Schienen im Boden und an der Unterseite der Stürze geführt und somit nach Belieben geöffnet oder geschlossen werden konnten.

In den gemauerten Wänden oberhalb der Stürze befanden sich kleine, bogenförmige Fensteröffnungen. Etwa auf Höhe der Stürze setzte außen ein hölzernes Pultdach an, das sich an seiner höheren Seite an das Hauptgebäude lehnte und von kürzeren runden, monolithischen Säulen im hellenistischen Stil getragen wurde. Dieser wohl knapp vier Meter breite äußere Säulengang verlief rund um das alte Haupthaus.

Es ist nicht leicht, die Ausmaße des ganzen Ensembles zu schätzen. Das alte Haupthaus wird etwa sechzehn Meter lang und neun Meter breit gewesen sein. Es hatte wohl eine Höhe von acht bis zehn Metern vom Niveau des Säulengangs bis zur Firstspitze gerechnet. Es war ein außergewöhnlich großes Haus für alt-jüdische Verhältnisse.

Das Haus befand sich inmitten eines Hofes, der von einer Mauer umschlossen war. Es gab nur einen Zugang zum Hof, ein breites Tor in der östlichen Hofmauer, das auf eine platzartige Verbreiterung einer Straßenkreuzung hinausführte. Ein Teil der östlichen, südlichen und nördlichen Innenmauer bildete die Rückwand kleinerer, ein- bis zweistöckiger Nebengebäude, die ihre Eingangs- und Fensterseiten zum Hof hin hatten.

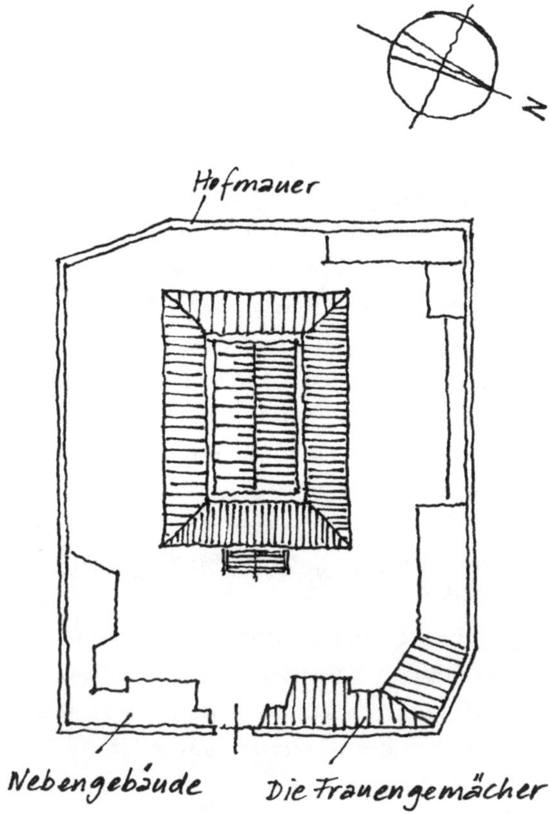

Der Hof

Die Stiftung des Hauses durch Joseph von Arimathia und Nikodemus

In zwei Gebäudeteilen an der östlichen Innenmauer waren einige Räume für die Frauen eingerichtet, die den Herrn meistens ebenso wie Seine Jünger auf Seinen Wegen begleiteten und von Ihm auch unterrichtet wurden. Die Nutzung dieser Räume durch die Frauen war nur möglich, weil sich der Abendmahlhof im Besitz zweier Vertrauter des Christus befand: Joseph von Arimathia und Nikodemus. Diese beiden Männer verband eine tiefe und ebenso außergewöhnliche Freundschaft. Sie begleiteten den Herrn zwar nicht fortwährend auf Seinen Reisen durch das Land und hörten folglich nicht immer alle Seine Ausführungen und Lehren. Dennoch gehörten sie zweifellos dem engsten Schülerkreis Jesu Christi an und waren auf besondere Weise begabt mit einem spirituellen Verständnis. Im Gegensatz zu den meisten Jüngern waren sie hoch gebildete Persönlichkeiten, wohlhabend und einflußreich. Durch Christi Erscheinen konnte aber überhaupt erst die Freundschaft dieser beiden zustande kommen, denn sie entstammten zwei vollkommen konträren familiären Hintergründen. Joseph von Arimathia war ein Jude aus einer Proselyten-Familie, Nikodemus hingegen stammte aus einer judäischen Priesterfamilie, er selbst war Pharisäer. Für einen Pharisäer wäre es undenkbar gewesen, eine solch dauerhafte und aufrichtige Freundschaft, zu der vor allem das religiöse Gespräch und die Schriftauslegung gehörten, zu einem Proselyten zu pflegen. Dies wurde nun einerseits durch ihr besonderes vorgeburtliches Schicksal, andererseits durch die Herzen verbindende Einwirkung Christi möglich. Joseph hatte sich schon früh von Johannes dem Täufer taufen lassen – an einer Stelle am Jordan, die nicht weit vom südlichen Ablauf des Sees Genezareth lag. Nikodemus war am selben Tag wie Jesus von Nazareth getauft worden, allerdings noch vor der Ankunft Jesu an der Taufstelle. Er war einer der wenigen Pharisäer, die die Lehren des Johannes so in sich aufgenommen hatten, daß sie zu einer neuen Auffassung vom Reich Gottes im Sinne des Täufers gekommen waren und nun sehnlichst den angekündigten Messias erwarteten. Durch die Taufe hatte sich Nikodemus dafür bereit machen wollen. In diesem Geiste begegneten sich die Persönlichkeiten des Nikodemus und des Joseph von Arimathia. Nikodemus, der ein Mitglied des Hohen Rates war, gelang es sogar, seinem Freund trotz seiner nicht-jüdischen Abstammung ebenfalls einen Sitz im Hohen Rat zu verschaffen.

Joseph und Nikodemus hatten vor einiger Zeit den Hof gekauft und hergerichtet, der trotz seiner Größe beinahe in Vergessenheit geraten und recht verkommen war. An diesem Ort verband sich das hellsichtige Gespür Josephs für besondere Erdenorte mit dem alten, fast vergessenen Wissen des jüdischen Priestertums, das Nikodemus innewohnte. Im Gegensatz zu den Hohenpriestern, von denen zur Zeit Jesu keiner mehr den Rang eines Eingeweihten hatte, wußte Nikodemus noch, daß der Ort, an dem das Haus stand, ein heiliger war. Dies bestätigte sich durch die hellfühlende Empfindung seines Freundes Joseph von Arimathia.

Joseph hatte eine gute Verwendung für den geräumigen Hof und das große Haus; denn er besaß mehrere Steinbrüche im Norden Palästinas und in der Gegend des heutigen Libanon sowie einen Handel für Skulpturen, und daher lagerten kostbare Steinblöcke und Plastiken im Hof und im Haus. Er selbst war Bildhauer und nutzte den Ort auch für sein eigenes Handwerk. Nikodemus teilte seine Liebe zur Kunst, die großen und bleibenden Eindruck auf ihn machte, denn das Abbilden war aufgrund des religiösen Gesetzes, sich von der Gottheit kein Bild zu machen, keine typisch jüdische Tätigkeit. So nahm er mehr passiv, aber dafür um so intensiver die Schönheit der plastischen Kunst in sich auf, während Josephs erstes Motiv zur Herstellung plastischer Kunst die Berührung mit dem Material war.

Es war nun ein besonderes Schicksal, wie es zur Wahl des Hofes der beiden Freunde für das letzte Abendmahl kam. Das letzte Abendmahl ereignete sich im Rahmen des alljährlichen Pessach-Festes (aramäisch: Passah), für das viele Juden aus den ländlichen Gebieten zur Hauptstadt pilgerten. Es war ein großes Ereignis, das Pessach-Lamm für die Familie im Tempel schlachten zu lassen und mit diesem in der Stadt oder in ihrem näheren Umkreis das Fest begehen zu können. Tausende von Menschen waren zu diesem Zweck in jenen Tagen Richtung Jerusalem unterwegs, und da diese Fremden selbstverständlich keine Bleibe in der Stadt hatten wie die Einwohner Jerusalems selbst, waren sie auf die Vermittlung eines Raumes angewiesen, in dem sie das Fest abhalten konnten. Aus diesen Zusammenhängen heraus hatte sich eine Art Berufssparte entwickelt. Einige Menschen übernahmen für ein geringes Geld Aufträge von Vermietern, ihre Besitzungen an entsprechende Interessenten für die Dauer der Festtage zu vermieten, oder sie bekamen den Auftrag von den auswärtigen Gästen, sich um einen passenden Raum zu bemühen.

Jesus Christus hatte in den zwei Jahren zuvor Kontakt zu einem Mann gehabt, der Ihm anderenorts Räume für die Jahresfestlichkeiten arrangiert hatte. Eben diesen Menschen hatten im Jahr des letzten Abendmahls Joseph und Nikodemus beauftragt, ihren Hof bzw. das große Haus an Interessenten weiterzuvermitteln. Einige Tage vor dem Fest sprach Christus mit Nikodemus über die Nutzung des Saales für Ihn und Seine Jünger zum bevorstehenden Pessach-Fest. Seine Anfrage hinterließ bei Nikodemus nicht den geringsten Zweifel an der Dringlichkeit und Notwendigkeit, den Saal allein für Christus bereitzuhalten. Aus diesem Grund kündigte Nikodemus den Vertrag mit dem Raumvermittler, bezahlte ihm aber dennoch sein Honorar. Als der Vermittler hörte, daß Jesus von Nazareth der Anmieter sei, bot er sich sogleich an, die gesamte Ausstattung des Festes zu arrangieren. So geschah es dann auch.

Die Anordnung der Abendmahlsrunde durch Christus

Als man sich am Gründonnerstagabend in der Dämmerung im Hof einfand, war schon alles bereitet. Das Haus sowie die Säulengänge waren mit vielen Lampen hell erleuchtet, die groben, hölzernen Schiebetüren zwischen dem Hauptsaal und den Seitengängen waren geschlossen und sowohl im Saal als auch in den südlichen und nördlichen Säulengängen mit feinen, vielfarbigen Teppichen verhängt. Im nördlichen und südlichen Säulengang war jeweils ein Tisch für zwölf Personen aufgebaut. In der Saalmitte stand ein weiterer Tisch, der für dreizehn Personen hergerichtet war. Dieser befand sich von allen Tischen am westlichsten Punkt des Hauses. Ein vierter Tisch war in der Herberge der Frauen errichtet worden, an dem ebenfalls zwölf Menschen Platz fanden. Damit stand dieser vierte Tisch ganz im Osten und dem Tisch mit den dreizehn Gedecken, welcher im großen Saal aufgebaut war, gegenüber, so daß alle vier Tische in einer rechteckigen Anordnung zueinander plaziert waren und jeder einzelne eine der vier Himmelsrichtungen markierte.

Es waren also Plätze für 49 Menschen gedeckt wor-

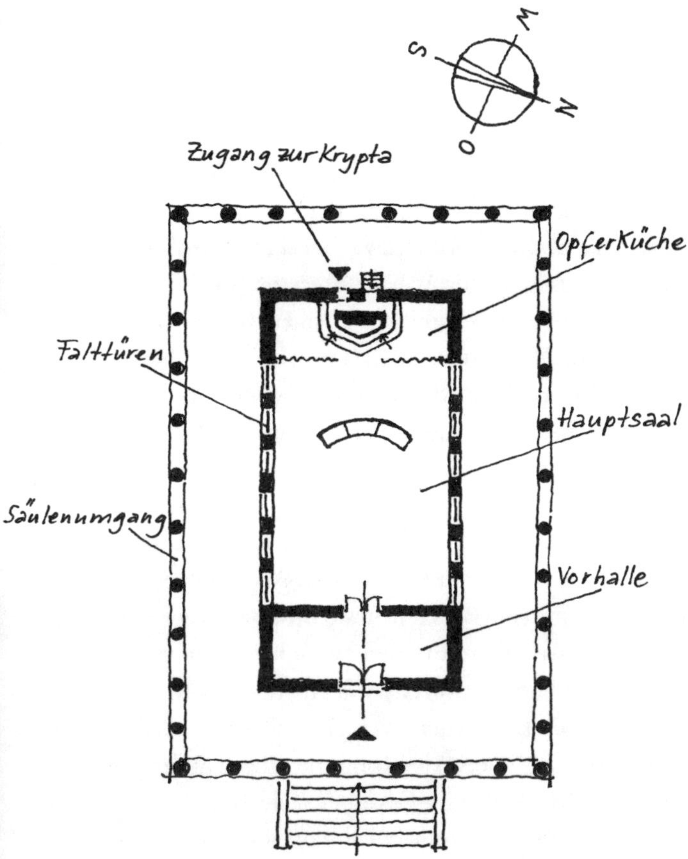

Grundriß des Hauses

den: 48 Plätze für die Schüler des Herrn und einer für den Erlöser selbst. Es gab tatsächlich viele Jünger Christi, die sehr eng mit Ihm verbunden waren. Die sogenannten zwölf Jünger waren zwar auch schon vorher beieinander gewesen, aber an diesem Abend kamen sie das erste Mal in dieser besonderen Weise mit dem Christus zusammen, getrennt von den anderen an dem Tisch im großen Saal. Dieses Fest, dieser Abend, verband die Zwölf für immer in einer einzigartigen Weise untereinander.

Die Anwesenheit der 24 übrigen Jünger und die unmittelbare Nähe der zwölf Frauen ist in den Evangelien nicht erwähnt; denn diese Schilderungen beziehen sich vor allem auf die Inauguration des Neuen Bundes durch die Wandlung von Brot und Wein in Leib und Blut Christi. Die Einsetzung der Transsubstantiation haben tatsächlich nur die zwölf uns bekannten Jünger Jesu Christi miterlebt. Die anderen feierten lediglich das traditionelle Pessach-Fest, nahmen aber durch die unmittelbare Nähe zu dem Geschehen und zu ihrem geistigen Lehrer unterbewußt an diesem Menschheitsereignis mit teil. Auch wenn – wie es Rudolf Steiner ausführt – der Geist des Johannes des Täufers von jenseits der Schwelle als Gruppenseele der Zwölf bereits seit seiner Hinrichtung bei ihnen war,[2] wurde die endgültige Zusammenführung der Zwölf zu einer Schicksalsgemeinschaft erst an diesem Vorabend der Kreuzigung vollzogen.

Das Innere des Hauptgebäudes, in dem der Tisch für

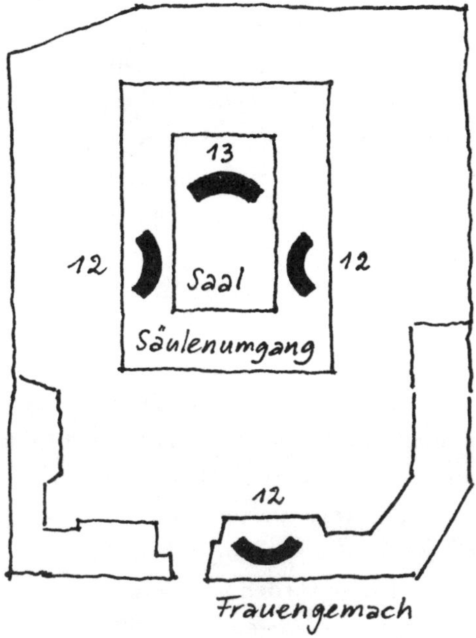

Die vier Abendmahltische

den Herrn mit seinen Zwölfen stand, erinnerte in seiner räumlichen Dreiteilung an das Innere des jüdischen Tempels. Sogar der Vorhof und die Stufen zum Gebäude hinauf ähnelten jenem spirituell architektonischen Aufbau. Wenn man von der obersten Stufe der Freitreppe den Schritt weiter geradezu unter die Arkade lenkte, stand man vor der großen hölzernen Eingangstür zum alten Haupthaus. Wer durch diese mächtige Tür hindurchschritt, betrat zunächst eine Vorhalle. Hier waren die Zwischenräume der Säulen auch im unteren Bereich ausgemauert, so daß man – abgesehen von der Holzkonstruktion der hohen Decke – in einem völlig steinernen Raum stand.

Direkt gegenüber der Eingangstür befand sich die Tür zum zweiten und größten Gebäudeabschnitt, zum Saal. Er hatte einen rustikalen Steinfußboden, der aber künstlerisch gestaltet erschien, dessen eingemeißelte Reliefe jedoch durch sein hohes Alter nicht mehr recht erkennbar waren. Es mag aber auch daran gelegen haben, daß die verwitterten okkulten Symbole und Zeichen einer fernen Vergangenheit entstammten und nicht mehr gedeutet werden konnten. Vor den hölzernen Seitenwänden waren über eiserne Stangen edle Stoffe wie Teppiche gehängt.

In der Mitte des Saales stand der Abendmahl-Tisch. Er bestand aus drei Segmenten in der Form von Kreisabschnitten. Diese drei aneinandergestellten Segmente ergaben einen in der Länge gekrümmten, bogenförmigen

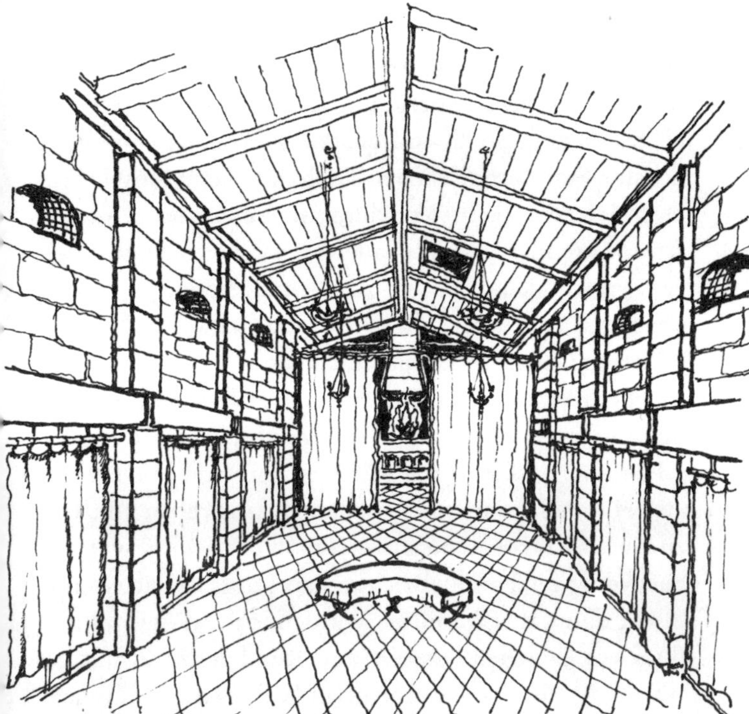

Das Innere des Saales

großen Tisch. In der Mitte des äußeren Bogens mit dem Rücken nach Westen war der Platz des Herrn. Die anderen drei Tische – die zwei in den Seitenhallen und der Frauentisch im gegenüberliegenden Haus – bestanden ebenfalls aus drei Segmenten dieser Art, und ihre Krümmung entsprach derselben wie der des Tisches Christi und der Zwölf. Die drei zusätzlichen Tische waren zunächst so aufgestellt worden, daß sie von dem am westlichsten Standort gelegenen Tisch des Herrn wegwiesen. Der Meister ordnete jedoch an, sie umzustellen, so daß sich während des Mahles alle vier Tische zueinanderbogen. So standen diese vier zum Rund gebogenen Tische etwas seltsam innerhalb eines ganz orthogonal ausgerichteten Gebäudezusammenhanges.

Die übersinnliche Sicht auf diese besondere Anordnung hebt die räumliche Distanz zwischen den vier Tischen auf, sie läßt diese vier Elemente von je einer der vier Himmelsrichtungen aufeinanderzustreben und sich zu einem Kreis vereinigen – ganz in der Weise, wie sich auch die vier Himmelsrichtungen selbst zunächst auflösen, dann aber berühren würden, sobald der okkulte Blick von außen auf das Gesamt-Rund der Erde fällt. So waren die vier Kreissegmente in Wahrheit eine Einheit, ein vollkommener Kreis, und der Eindruck, sie schlössen sich zusammen, wandelt sich zur wirklichen Wahrnehmung: daß sie aus ihrer vereinten Kreis-Urform tatsächlich fortwährend auseinanderstreben im physisch sinnlichen Erdenverlauf; daß sich die vier Anteile dieses

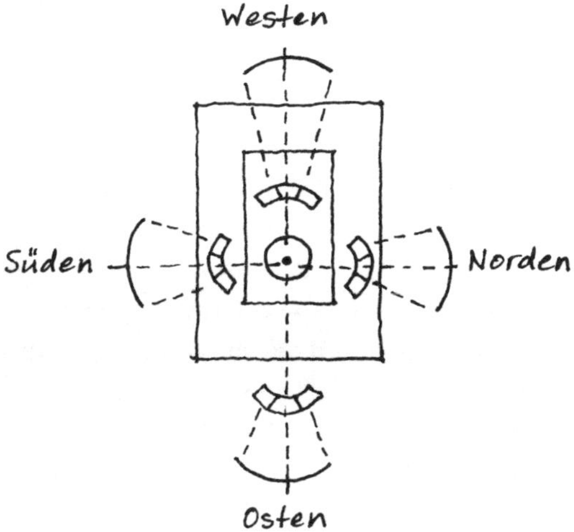

okkulten Kreises ausspannen über die Erde in alle vier Himmelsrichtungen; in ihrer gebogenen Form liegt die übersinnliche Gebärde des liebevollen Umfangens jeder Kreatur auf Erden.

Diese Zusammenstellung der Tische ist der sinnliche, der äußere Abdruck einer geistigen Geste: das Geheimnis des Aufbrechens eines Vierecks in vier Teile eines Kreises. Das starre Viereck wandelt sich zum ewig lebendigen, sich drehenden Rad. So wie das letzte Abendmahl im sinnlich wahrnehmbaren Verlauf gefeiert wurde, mit all seinen besonderen Einrichtungen, so bildete es einen Sonnenkreis, der sich aus der alten viereckigen Behausung erhob und aus dessen strahlender Mitte heraus die Ich-Geburt der Menschheit hervorquellen konnte.

Die Opferküche und die Kultgeräte aus dem Tempelschatz

Der dritte Abschnitt des Hauses, der ungefähr die Tiefe der Vorhalle hatte, wurde ganz in der Art des Tempelinnern vom Hauptsaal durch einen großen, schweren Vorhang getrennt. Auch in diesem hinteren Abschnitt des Gebäudes waren die Wände massiv gemauert. Es führten hier einige Stufen zu einem großen Opferherd vor der hinteren Westwand empor, über dem der Rauch durch einen steinernen Abzug aus dem Haus geführt werden konnte. Diese Einrichtung bildete das Zentrum der Opferküche. Zwischen dem gewaltigen, altarartigen Herd und der Rückwand des Gebäudes verblieb noch Platz für einen schmalen Gang. Man konnte von rechts und links hinter den Herd treten und von dort aus durch einen kleinen Hinterausgang das Gebäude verlassen, indem man wieder einige Stufen nach unten in den westlichen Säulenumgang trat. Direkt neben diesen Stufen, die hinab in den Umgang führten, befand sich eine unscheinbare, sehr niedrige Tür. Sie erschloß den Weg hinab in die Krypta, und der steile Treppengang mit seinen hohen Stufen, die in den felsigen Untergrund geschlagen waren, verlief unterhalb der Erhöhung des Opferherdes, zu dem man emporsteigen mußte. Nur wenige Menschen kannten den Höhlensaal unter dem eigentlichen Haus. Es lag etwas wie ein geistiger Schutz über dem Ganzen, wie die Verschleierung eines Geheimnisses, an dem man wie blind vorbeizugehen schien, und die unscheinbare Tür trug zu dieser Verschleierung bei, denn sie ließ eher auf ein Vorratskämmerchen schließen als auf den Zugang zu einem geräumigen Heiligtum.

In der Opferküche waren auch etliche Geräte und Geschirre untergebracht. Ein Schränkchen neben dem Rauchabzug beherbergte aber seit den Mittagsstunden des selbigen Tages einen einzigartigen Schatz: Es war das Rüstzeug, das Geschirr für die Wandlungszeremonie des Abendmahles. Johannes und Simon Petrus hatten es am Mittag aus dem Hause derjenigen Frau abgeholt, die heute Veronika genannt wird, und in die Opferküche getragen. Das Geschirr bestand aus einem Kelch, einem flachen Brotteller, sechs kleinen Bechern, einem etwas größeren siebenten Becher sowie einer Art hölzernen Tabletts.

Wie diese Geräte in den Besitz der Veronika gelangten, verdeutlicht, in welchem Zustand sich das jüdische Priestertum der Zeitenwende befand; denn die Geräte stammten allesamt aus dem Tempelschatz. Die gänzlich entspiritualisierte Zeit, aus der der Erlöser die Menschheit errettete, brachte ein völliges Unverständnis der Priesterkaste gegenüber den Weisheiten der Vorväter hervor. Während noch einige hundert Jahre zuvor die Hohenpriester um die wahre Bedeutung kultischer Gegenstände des Tempelschatzes wußten, hatten die Priester zur Zeitenwende kaum noch eine Berührung mit dem lebendigen Geistesstrom, durch den ihre Vorfahren das Volk ernährt hatten. Ihre Riten waren zu einem bloßen Befolgen von Regeln verkommen, und man wußte zum großen Teil gar nicht mehr, warum diese Handlungen überhaupt durchgeführt wurden und zu welchem Zweck sie einstmals eingesetzt worden waren. Mit dem geradezu zwanghaften Befolgen kultischer Regeln überdeckte man die grenzenlose Furcht vor der vermutlich einzig zutreffenden Einschätzung der damaligen Priester, daß die Lebendigkeit des wahren göttlichen Geistes aus den religiösen Riten verschwunden war. So waren fast alle kultischen Handlungen sinnentleert und ausgehöhlt, und ihre strenge Befolgung und Durchführung wurde zum Selbstzweck. Diese Entwicklung war die direkte Folge der immer tiefer gehenden Verbindung der damaligen Menschheit mit dem Materialismus. Obwohl sich sowohl die Priester als auch die Mitglieder des Hohen Rates von den fremden Einflüssen der heidnischen Kulturen unberührt wähnten, hatte der dekadente Lebenswandel beinahe jeden von ihnen fest im Griff und verhinderte das Aufkommen wahrhaftiger spiritueller Gedanken und Empfindungen.

Von der okkulten Bedeutung der Gegenstände des Tempelschatzes wußte man demnach auch nichts mehr, und es war bereits so weit gekommen, daß man sie ausschließlich ihrem äußeren, materiellen Wert nach beurteilte. So wurde ein erheblicher Teil des Schatzes nach und nach verkauft, um die Kasse des Tempeldistrikts aufzufüllen. Was die Römer im Jahre 70 n. Chr. erbeuteten und nach Rom brachten, war in Wahrheit lediglich der klägliche Rest des einstmals so reichen Tempelschatzes, der von den Obersten des jüdischen Volkes selbst bereits lange vor dem Fall Jerusalems beraubt und somit für das spirituelle Leben vernichtet worden war.

Der Kelch – seine belebte Substanz und Gestalt

Der Kelch, den der Erlöser während des Abendmahles verwendete und der später das geläuterte Gralsblut der Menschheit auffangen sollte, war einst von dem alten Priester Zacharja, dem Vater von Johannes dem Täufer, aus dem Tempelschatz rechtzeitig geborgen worden, bevor er mit anderen Geräten verkauft werden konnte. Johannes hatte ihn offenbar all die Jahre während seiner Wanderungen mit sich geführt, denn nach seiner Hinrichtung gelangte er aus seinem Nachlaß in die Hände der mit ihm verwandten oder mit seiner Familie einstmals eng bekannten Veronika.

Es sollen hier einige Worte zur Charakterisierung dieses einzigartigen Schatzes angeführt werden, auch wenn sich sein Geheimnis erst deutlicher offenbaren wird, wenn zuvor an anderer Stelle in umfassender Weise über das okkulte Innere der Erde gesprochen worden ist. Im Bewußtsein darum, daß die Beschreibung des Kelches durchaus die volle Inanspruchnahme der Früchte unserer Arbeit an der sogenannten Unbefangenheitsübung einfordern mag, sei hier ein Zitat aus Rudolf Steiners Vortrag über die Erdschichten den dann folgenden Ausführungen vorangestellt: «Gewiß wird es Hörer geben, die nicht gewohnt sind, Außergewöhnliches zu erfahren, und denen deshalb die heutigen Mitteilungen phantastisch erscheinen könnten. Doch bitte ich zu bedenken, daß man niemals alles begreifen kann. Es handelt sich hier nun einmal um Dinge, die zu den fortgeschrittensten Partien des Okkultismus gehören.»[3] Es darf also genügen, die eigentümliche Beschaffenheit des Gralskelches zunächst einmal nur hinzunehmen, ohne sein Mysterium in vollem Umfange zu verstehen.

Dieser Kelch besteht nicht aus einem uns bekannten Material. Man konnte nicht sagen, daß er aus Holz, Metall oder Stein war. Er war weder weich noch hart, er war vielmehr beides zugleich. Seine Farbe ist nicht zu beschreiben; und wenn man es versuchte, würde man in dem Moment das Ganze in eine Erstarrung hineinbringen, weil sich eine konkrete Vorstellung daran festmachen könnte. Der unmittelbare Eindruck war ein grünlich-brauner Farbton, doch es konnte dieses seltsame Material auch gänzlich anders wirken – manchmal wie schimmerndes Gold oder auch Silber, welches aber wiederum nur einer Grundlage glich für die verschiedensten Farbnuancen, die es hervorbringen konnte. Der Kelch sah einerseits nicht aus, als wäre er überhaupt aus irgendeinem auf der Erde vorkommenden Material, andererseits konnte man den Eindruck haben, als bestünde er aus einer Mischung sämtlicher natürlicher Stoffe. Diese Überlegung mußte natürlich sofort wieder verworfen werden, weil eine derartige Mischung von Menschenhand niemals erzeugt werden könnte und auch sonst auf Erden nie gesehen ward. Und doch kam ein solcher Eindruck der Realität am nächsten. Sein Stoffliches darf nämlich als «lebendige Materie» bezeichnet werden. Dieser Zustand des Stofflichen ist nicht zu verwechseln mit der menschlichen Natur; denn der materielle Leib des Menschen ist ebenso wenig lebendig wie ein Stück Metall. Er wird nur von einer gewissen Lebendigkeit durchzogen, solange der Geist in ihm wohnt. Doch der materielle Leib an sich ist niemals lebendig. Nicht so das Stoffliche des Kelches! Es macht gerade die Eigenart dieses Gralskelches aus, daß sein Stoffliches und damit er selbst belebt war. Er war tatsächlich nicht von Menschenhand geschaffen, denn es liegt nicht in des Menschen Fähigkeit, lebendige Materie zu erschaffen. Lange vor dem Mysterium von Golgatha war dieses eigentümlich wesenhafte Gebilde existent. Es entstammte einer Zeit, die wir als Mondeninkarnation der Erde bezeichnen und in der dasjenige, was wir als Mineralreich kennen, noch nicht vorhanden war, sondern alles, was materiell in Erscheinung trat, noch nicht verhärtet bzw. erstorben war. Es hatte in grauer Vorzeit einmal eine andere Form als die eines Kelches gehabt. Man könnte sie mehr wie ein übergroßes Ei beschreiben. Diese lebendige Materie hatte also in den Zeiten vor dem Mysterium von Golgatha wie eine Art Ei ausgesehen und sich erst mit dem Erscheinen Moses' langsam in einen Pokal mit einer kleinen Öffnung verwandelt. Man hatte schließlich dieses sonderbare Wesen in den okkulten Tempelschatz des jüdischen Volkes aufgenommen. Als die Menschheit – und so auch allmählich die jüdischen Eingeweihten – dem Materialismus näher kamen, hatte man diesen natürlich lebendigen Pokal nicht mehr berühren können. Vorher war das zwar rein physisch auch nicht möglich gewesen, aber dieses «Materie-Wesen» des Kelches folgte dem jüdischen Volk, ohne von ihm berührt werden zu müssen. Später aber mußte man es mit zwei Henkeln und einem Fuß fassen; denn man hatte die spirituelle Verbindung zu ihm verloren, so daß eine physische Berührung mit ihm unvermeidlich wurde, wenn man es nach wie vor als Tempelschatz mitführen wollte. Nur an diesen Henkeln und am Fuß konnte man den Pokal fassen, nicht aber seinen lebenden Leib an sich in die Hände nehmen. Mit dem Erscheinen Christi auf der physischen Erdenwelt, am Tag der Taufe Jesu, hatte sich der Pokal zu einer herrlichen Kelchblüte aufgetan, und es schien, als hätte sich das aus altem Mondenerbe stammende Wesen geöffnet, um in keuscher, vollendeter Gebärde die Aufnahme der Sonne Christi in sich zu erwarten.

An dieses Wesen waren etwas unvermittelt die Griffe und der Fuß angefügt worden. Doch das Wesen des Kelches hatte sich dieses gefallen lassen. Der Fuß bestand aus einer Legierung, die noch von den alten Eingeweihten hergestellt worden war und vermutlich in Verbindung mit diesem Gralswesen das einzig und allein Mögliche war. Es war eine Legierung aus den sieben Metallen, die den Planeten zugeordnet werden. Dieses Gebilde war wiederum mit zwölf Edelsteinen besetzt, die die kosmische Realität des Tierkreises darstellten und auch auf dem Brustschild der Hohenpriester zu finden waren. Verziert wurde der Fuß zusätzlich durch eine Figur, einer metallenen Schlange oder Weinranke gleich, die sich an ihm emporwand. Im Fuß des Kelches, von unten gesehen, war ein kleiner Löffel zwischen zwei Metallklemmen eingesetzt, den man nach Belieben entnehmen konnte.

Dieses wundersame Gebilde, das während der vergangenen Jahrhunderte ganz in Vergessenheit geraten war, hatte sich also seit der Hinrichtung des Johannes im Besitz der Veronika befunden. Doch Veronika ist es zu danken, daß auch noch die anderen, bereits oben genannten Gegenstände aus der Auflösung des Tempelschatzes dazu erworben worden waren, welche beim letzten Abendmahl eingesetzt wurden. Dabei spielten die sechs unscheinbaren, kleinen Becher eine besondere Rolle. Sie standen nämlich in einer speziellen spirituellen Beziehung zu dem Kelch. Es gehörten diese kultischen Gegenstände zusammen wie die Jünger zum Christus. Das Wiederauftauchen des Kelches war wie das nun offenbare Zutagetreten des Christus, der zuvor in einer verborgenen Weise als Logos in den jüdischen Volksstrom eingewirkt hatte, indem Er sich den jüdischen Eingeweihten indirekt über Jahwe mitgeteilt hatte. Der Logos war schon immer da gewesen, aber nun war Er in Fleisch und Blut auf der Erde erschienen, sichtbar für jedes Menschen Sinnesaugen. Das sichtbare Auftauchen des Gralskelches aus den urzeitlichen Tiefen der Menschheitsgeschichte war nun wie das Offenbarwerden der Wesenheit Christi im Leib des Erlösers. Und die sechs Becher, die dazu erworben worden waren, waren wie die zwölf Jünger, die das erste Mal gemeinsam bei Christus zusammenkamen an jenem Abend. Es erfüllte sich damit das Wort des Erlösers: «*Wenn zwei in meinem Namen zusammen sind, dann bin ich mitten unter ihnen*» (Mt 18,20), denn die Zwölf teilten sich die sechs Becher, so daß jeweils zwei von ihnen aus einem Becher tranken, und so standen sie selbst «*mitten unter*» dem Kelch.

Auch dem siebenten, etwas größeren Becher, der hier der «Johannesbecher» genannt werden soll, fiel im Verlaufe des Abends eine bestimmte Aufgabe zu. Die flache Brotschale war recht schlicht, aus Holz gefertigt mit einem stumpfen metallenen Überzug. Das Tablett in Form eines flachen Holzkästchens, etwa 40 x 40 Zentimeter groß, diente als Lager für den Kelch, die Becher und die Brotplatte. Man konnte, um alle Gegenstände auf ihm unterzubringen, zur Verdoppelung der Fläche an einem Knopf eine flache Platte aus seinem Innern hervorziehen, in der Art, wie es bei einigen Schreibtischen oder Sekretären möglich ist.

Diese kultischen Gegenstände hatten Johannes und Simon Petrus auf Anweisung des Meisters vom Hause der Veronika in die Opferküche des Abendmahlhauses gebracht.

Die vorhergehenden Beschreibungen der äußeren Gegebenheiten an jenem besonderen Tag der Zeitenwende mögen uns eine rechte Einstimmung auf den nun im Folgenden dargestellten Verlauf des eigentlichen Festes geben. Es war dieser Abend der letzte des Christus Jesus auf Erden. Noch in derselben Nacht würde Er gefangen genommen werden. Am darauffolgenden Morgen wurde das Todesurteil verhängt und im Anschluß daran die Kreuzigung vollzogen. Obwohl den Jüngern dieses Schicksal des Herrn nicht bewußt war, spürten sie doch, daß diese Nacht herausstechend war unter allen Nächten, die sie mit Ihm bislang verbracht hatten. Zum einen waren sie von einer gewissen Unsicherheit ergriffen, die sich in ihnen aufgrund der Veränderung ihres Meisters ausbreitete, der während der letzten Tage zwar immer menschlicher, aber zugleich urweisheitsvoller denn je auf sie wirkte. Zum anderen spürten sie sehr wohl das große Ereignis herannahen: die Geburtsstunde des Menschen-Ich, das erst durch Blut und Tränen erkämpft werden sollte. So herrschte am Vorabend der Kreuzigung eine hohe Stimmung, getragen von freudiger Erwartung, liebevoller Hingabe und tiefem Ernst.

Wenn heute vom letzten Abendmahl gesprochen wird, so erfaßt man dabei in der Regel nicht, daß es sich aus drei inhaltlich und rituell unterschiedlichen Abschnitten aufbaute. Der erste Teil dieses Festes bestand aus dem traditionellen Pessach-Fest, der zweite aus der sogenannten Fußwaschung und schließlich der dritte Teil aus der Transsubstantiation, das eigentliche Abendmahl des Neuen Bundes. Dabei ist jeder Abschnitt in gewisser Weise unabhängig von den anderen zu betrachten, und doch war jeder einzelne rituell unabdingbar und in seiner Verbindung mit den anderen wegweisend, da die Menschheit – stellvertretend zunächst durch die Anwesenheit der Jünger – von einem alten Entwicklungszustand in einen neuen überführt wurde. Vergangenheit und Zukunft berührten einander an jenem Abend, und dies wurde den Jüngern deutlich anhand der Abfolge der Festesabschnitte.

Das Pessach-Fest – Die Schächtung des Opferlammes

Der erste Abschnitt des Festes pflegte zunächst die jüdische Tradition. Doch wie es auch während der drei Jahre seit der Taufe des Herrn immer gewesen war, erfüllte Er diese alten Riten mit lebendiger Bedeutung. Er legte sie in einer den Jüngern zuvor ungekannten Weise aus, die sich dadurch kennzeichnete, daß alles, was Er über den

Sinn und Hintergrund der alten Riten sprach, von sprechender, von unmittelbar erlebbarer Wahrheit war. Es erschlossen sich ihnen Welten durch Seine Lehre, wenngleich sie nicht immer alles verstanden. Sie fühlten sich gestärkt und durchkraftet nach Seinen Ausführungen, geborgen und dennoch selbständig, erhoben in ihrem inneren Wesen durch Seine Hingabe und Würdigung ihrer Menschlichkeit. Die Verlebendigung der ihnen altbekannten Festesriten sollte es ihnen erst ermöglichen, die Geschenke des Neuen Bundes in rechter Weise aufzunehmen.

Das Mysterium von Golgatha fand zur Zeit des Pessach-Festes statt, und dies ist eine Tatsache von hoher spiritueller Bedeutung und Notwendigkeit. Es war so im Götterplan vorhergesehen und konnte auch nur zu eben dieser Zeit stattfinden. Der ganze Atmungsvorgang des Erdorganismus ist seitdem auf seine Erneuerung durch die belebenden Kräfte des Auferstehungsmysteriums eingestellt. Die Menschheit konnte sich dadurch erst eine Verständnisbildung für die Bedeutung der anderen Jahresfeste innerhalb ihrer zukünftigen Entwicklung erringen. Und letztlich war das Pessach-Fest ebenfalls von großer Wichtigkeit, weil es das Augenmerk der Menschen während der Zeitenwende auf das eigentliche Weltenereignis hinzulenken vermochte.

Nicht zufällig wird in der christlichen Tradition im Zusammenhang mit dem Mysterium von Golgatha vom Christus Jesus als dem «Lamm Gottes» gesprochen.

Dieser Begriff ist keine Erfindung des Christentums, sondern ist der rituellen Sprache des alten Judentums entnommen. Zur jüdischen Tradition des Pessach-Festes gehörte zunächst eine Handlung, die in der damaligen Zeit fester Bestandteil des religiösen Lebens war und aufgrund der extremen kulturellen Veränderungen, die der Mensch über annähernd 2000 Jahre durchgemacht hat, heute nur noch schwer verstanden und als historisch hingenommen wird, besonders im Zusammenhang mit dem Christus selbst. Ein fester Bestandteil – im Grunde das zentrale Ereignis – des Pessach-Festes war das Schlachten des Opferlammes. Das Schlachten der Lämmer wurde für die Pilger von den Priestern im Tempel durchgeführt. Für diejenigen Familien, die nicht nach Jerusalem gehen konnten oder anderweitig verhindert waren, wurde die Schlachtung von dem ehrwürdigsten und weisesten Menschen ihres Umkreises durchgeführt, welcher entweder der Rabbiner war oder das Oberhaupt der Familie. Es war eine Ehre und gleichermaßen eine Kunst, den Schnitt zu setzen.

Es mutet vielleicht martialisch an, ein so großes Tier mit dem Messer zu töten; doch es war die sicherste Art, jedweden Schmerz für das Tier zu vermeiden. Insofern ist die Vorstellung von einer grausamen Schlachtung vollkommen unberechtigt, zumal man sich heute nicht die Mühe machen würde, so gekonnt zu schlachten. Da der Schnitt mit enormer Geschwindigkeit direkt an der Halsschlagader gesetzt wurde, war das Tier augenblicklich tot bzw. bewußtlos, noch bevor es zu einer Schmerzempfindung kommen konnte.

Auch wenn es so manchen Zeitgenossen erschüttern wird, es wäre eine unvollständige Beschreibung des letzten Abendmahles, wenn die Tatsache verschwiegen würde, daß an jenem Abend in Seiner Eigenschaft als Lehrer und Meister der Christus Jesus eigenhändig den Schächtungsschnitt ausführte.

Wenn wir uns heute ein Bild von der Schächtung (so bezeichnete man die rituelle Schlachtung) machen wollen, sollten wir die damaligen kulturellen Bräuche berücksichtigen und uns seelisch in den Lebensgang der Zeitenwende einleben. Was ein mancher von uns heute als grausam ansehen mag, trug damals eine vollkommen andere Note. Der Mensch empfand sich viel mehr mit seiner naturhaften Welt verbunden, in der auch die Tiere ihre Bestimmung hatten. Es ist in der heutigen Zeit wohl kaum ein einziges Tier getötet worden auf annähernd so würdevolle Weise, wie es damals vollbracht worden ist. Das Schlachtopfer war eine Gabe für Gott. Zu diesem hohen Zweck suchte man dasjenige Tier aus der Herde aus, welches am besten gediehen war, welches am vollkommensten erschien. In Dankbarkeit blickte man auf dieses erwählte Wesen, welches von der Erde und damit vom göttlichen Vater hervorgebracht worden war, und betrachtete es, wie die anderen seiner Artgenossen, als segensreiche Frucht Gottes. Das schönste und reinste Tier sollte Gott zum Dank zurückgegeben werden. Man würdigte dieses Tier auf uns heute unbekannte Weise. Man gab ihm zuvor das beste Futter, wusch es vor der Zeremonie, man striegelte es, schmückte es mit Blumen und Gewürzkränzen und sprach Gebete über sein Wesen. Von all diesen Ritualen und Ehrungen hatte das Tier durchaus Wahrnehmungen in seiner Seele, und es war bemerkenswert, wie ruhig nach dieser Zeremonie die Tiere ihr Schicksal annahmen, wenn sie denn in der rechten Weise durchgeführt worden war. Man möchte sagen, sie spürten geradezu, daß ihr Opfer berechtigt war. Die Berechtigung der Tieropfer war aber in dem Moment aufgehoben, als Christus ans Kreuz geschlagen wurde – in dem Moment, als das neue Opfer dargebracht war. Darauf bereitete Er Seine Jünger vor, indem sie zunächst das Opfer des Lammes anschauten und danach die Wandlung der Stoffe erlebten. So sollten ihnen die Augen aufgehen für das Opfer des göttlichen Lammes.

Der Herr vollzog den Schächtungsschnitt am Lamm auch aus einer okkulten Notwendigkeit heraus: Er selbst schlachtete das Lamm, da er sich selbst zum Opfer hingeben würde.

Der schwere Gang zum abstrakten Gott

Das Pessach-Fest erinnert an den Auszug aus Ägypten, etwa 1500 Jahre vor der Zeitenwende. Das jüdische Volk feierte schon seit vielen Jahrhunderten alljährlich seine Befreiung aus der 400jährigen ägyptischen Gefangenschaft, aus welcher Moses es herausgeführt hatte.

Doch wir machen uns heute gänzlich falsche Vorstellungen von dieser Gefangenschaft, wenn wir darin das Leiden eines Volkes zu erblicken meinen, das in die Sklaverei getrieben wurde und unter erbärmlichen Umständen sein Dasein fristen mußte. In Wirklichkeit lebte das jüdische Volk dort in einem komfortablen Wohlstand. Zu kaum einer anderen Zeit wuchs seine Bevölkerungsdichte so sprunghaft an wie während dieser 400 Jahre. Und genau diese «Fleischtöpfe Ägyptens», an denen sich das jüdische Volk so lange genährt hatte, bis es geistig träge geworden war, waren dafür verantwortlich, daß es sich in einem wahrhaft unfreien Zustand befand. Es herrschte weniger die Gefangenschaft des Leibes als die des Geistes. Das jüdische Volk hatte sich während seines Aufenthalts in Ägypten über die Jahrhunderte hinweg seinen lebendigen Glauben an den einen Gott nicht erhalten können. Es wußte noch etwas von dem alten Gottesglauben, hatte sich aber schon sehr an die heidnischen Götter Ägyptens gewöhnt, die viel plastischer schienen als der strenge, unsichtbare Gott Israels.

Die Befreiung aus dieser spirituellen Lethargie war eine wirkliche Menschheitstat des Moses. Welche Anstrengungen kostete es Moses, sein Volk aus dem Land des Wohlstands herauszuführen! Er konnte seinem Volk nichts bieten als einen schweren Gang der Disziplin, fort von allem Bildhaften in eine Welt der Entsagung, hin zu einem «abstrakten» Gott, der sein Volk über viele Jahre in die Wüste führen sollte. Diese Tat des Moses war ein rettender Vorgriff in die vierte nachatlantische Kulturepoche; denn die Aussicht auf die Inkarnation des Messias war nur gegeben, wenn das Volk zu seinem Gott zurückfand und diesen in seiner Form und Bedeutung des «eje asher eje» (Ich bin der Ich bin) kennenlernte. Dazu mußte das Volk in die Wüste geführt werden, wo es sich lossagen konnte von allen heidnischen Einflüssen. Wie schwer dem jüdischen Volk dies fiel, zeigt sein Rückfall in das Stierzeitalter, nachdem Moses mit den Gesetzestafeln vom Berg hinabgestiegen war und erleben mußte, wie sein Volk ein goldenes Kalb anbetete. Es mußte erst darauf vorbereitet werden, einstmals statt eines goldenen Kalbes das göttliche Lamm als seine Erlösung zu erkennen.

Daß das Lamm Gottes jedoch erscheinen konnte, hängt auch mit einer weiteren Tatsache zusammen, die wiederum auf die rituellen Festesbräuche von Pessach zurückführt. Der Pharao bzw. sein Volk wurde für die Weigerung, die Israeliten ziehen zu lassen, bekanntlich mit zehn Plagen durch die Macht Gottes gestraft. Die letzte Plage, die am Morgen darauf den Auszug herbeiführte, bestand darin, daß jeder Erstgeborene der Ägypter getötet werden sollte. Damit aber in jener Nacht der Todesengel an den Häusern der Israeliten vorüberschritt, schlachtete jede jüdische Familie ein Lamm und bestrich die Pfosten und Türen ihres Hauses mit dem Blut dieses

Opferlammes. Aus diesem Grund bezeichnete man das Fest mit dem Namen «Pessach», was «das Überschreitungsfest» bedeutet.

Von dieser Auszugsgeschichte, der sogenannten Pessach-Haggada, wurde im Verlauf des letzten Abendmahles viel erzählt; und es wurde anhand dessen den Jüngern erst im Nachhinein die Bedeutung des Festes so recht ins Bewußtsein geführt, da sie den Herrn erkannten als jenen göttlichen Menschensohn, welcher aus den damals geretteten Erstgeborenen des jüdischen Volkes hervorgegangen war.

Es wird an dieser Stelle der Versuch unternommen, in unsere Sprache und unser gegenwärtiges Verständnis zu übertragen, was der Herr zu Seinen Jüngern sprach, nachdem die Schlachtung des Pessach-Lammes vollzogen war:

Morgen, meine Brüder, ist die Stunde gekommen,
da das Menschengeschlecht von der Knechtschaft
befreit sein wird. Darum feiern wir heute das
Pessach-Fest, denn morgen wird der Auszug sein.

Hieraus erklärt sich die zeitliche Verschiebung des letzten Abendmahls zu dem eigentlichen Pessach-Fest der Zeitenwende, dessen Beginn auf den Vorabend des Samstages, also auf den Abend des Karfreitages fiel. Der historische Karfreitag war der erste sogenannte «Seder»-Abend (hebr. «Ordnung») des Pessach-Festes. Das letzte

Abendmahl fand bekanntermaßen einen Abend *vor* dem ersten Sederabend statt. Am Tage des ersten Seders des Pessach-Festes, in den Mittagsstunden des Freitags, wurde das wahre Lamm Gottes geopfert. Das Anschlagen des Erlösers ans Kreuz erfolgte gleichzeitig mit dem Schlachtopfer der Tempellämmer, deren klagende Stimmen der Wind noch kurz zuvor bis zum Golgatha-Hügel getragen hatte. So hatte der Herr am Gründonnerstagabend mit dem «*Auszug*» aus der Gefangenschaft die Schlachtung des wahren Lammes gemeint. Die Gefangenschaft, aus der das Lamm Gottes die Menschheit herausführte, war die des Ich, das seit dem Sturz Adams unter der Knechtschaft der unteren Wesensglieder gelebt hatte. Derjenige Augenblick, in dem der Christus Jesus in den Tod ging, wurde zur Geburtsstunde des menschlichen Ich. So konnte diese Geburtsstunde als der wahre Auszug erkannt werden; denn das wahre Lamm war am Tage des traditionellen Lämmerschlachtens am Kreuz geopfert worden.

Das Opferblut und die Flamme des Ich

Nach dem Schlachten des Lammes, das unter dem Herrn und Seinen Jüngern aufgeteilt werden sollte, führte der Erlöser einen zweiten Schächtungsschnitt aus: Er schlachtete das Lamm für den Tisch der Frauen. Die Frauen waren während der drei Jahre Seines Wirkens fast immer in Seine Lehren miteinbezogen gewesen, auch wenn die esoterischen Unterweisungen oftmals in Abgeschiedenheit von den Männern gegeben worden waren. Vielfach war ein durchaus größeres Verständnis für die spirituellen Ausführungen auf der Seite der Frauen vorhanden als auf Seiten der Männer. Es wird diese Aussage ohne jede Art der Bewertung gemacht. Es war eine einfache Tatsache, daß diejenige Seeleneigenschaft, die als Empfindungsseele bezeichnet wird, in den Frauen der Zeitenwende einen stärkeren Impuls in sich trug als die sogenannte Verstandesseele, die wiederum in den Männern allmählich verstärkt ausgearbeitet wurde. Die Frauen waren aus diesem Grunde so weit leidensfähig in ihrer neuen, christlichen Anteilnahme, daß sie den Anblick des gedemütigten Herrn ertrugen und nicht von Seiner Seite wichen, bis Ihn der Tod von Seinen physischen Qualen erlöste. Außer Johannes war keiner der Zwölf dazu in der Lage. Dies ist auch der Grund, warum die Frauen nicht bei der Wandlungszeremonie anwesend sein mußten, denn das unmittelbare Dabeistehen beim eigentlichen Opfer während der Kreuzigung ersetzte ihnen das Abendmahl. Die Jünger bedurften der Anwesenheit beim Abendmahl, einerseits weil ihnen dadurch das Opfer des Herrn verständlich werden konnte, andererseits um nach Seinem physischen Weggang die Wandlung eigenständig vollziehen zu können.

Die Schächtung des Lammes für die Frauen durch den Erlöser machte ein für alle Mal deutlich, welche

Stellung Er den Frauen zumaß, und Er tat es darum vor den Augen der Jünger. Die Frauen selbst waren nicht zugegen. Es war eine solch ergreifende Geste, wie Er in aller Ernsthaftigkeit und Liebe diesen Dienst für die Frauen tat, ungeachtet jeglicher abwertender Gedanken oder Befremdung seitens der Jünger. Es herrschte eine würdevolle Stille bei dieser Zeremonie, die in der Vorhalle des Abendmahlhauses vollzogen wurde. Ein Teil des Blutes der Lämmer floß in ein Gefäß aus. Die übrige Zubereitung der Tiere wurde nun von anderen Helfern übernommen. Die beiden Lämmer für die Tische in den Seitenhallen des Hauses waren nach meiner Erinnerung im Tempel durch einen Priester geschlachtet worden.

Man begab sich daraufhin wieder aus der Vorhalle hinaus in den Säulengang und reichte dem Meister einen Zweig und das Gefäß mit dem Blut des Opferlammes. Unter feierlich gesprochenen Gebeten bestrich Er mit dem in das Blut getauchten Zweig die beiden Pfosten sowie die Tür zum Abendmahlhaus. Da das gesamte Abendmahlhaus in seiner Aufteilung dem Tempel entsprach, erinnerte dieses Hervorheben der Türpfosten an die beiden kultischen Säulen Jachin und Boas, die dem Menschen die Schwelle zu jener Welt markierten, die er betrat, wenn er in das Tempelinnere vordrang. Nach dieser Segnung der Pfosten empfanden die Jünger zum ersten Mal, wie sie eine neue Welt betraten, als sie mit dem Herrn wieder in die Vorhalle traten. Es schien ihnen, als seien sie zuvor noch nie in dieser Halle gewesen, und in gewisser Weise war das tatsächlich der Fall; denn zum einen hatte sich ihre Wahrnehmung der Bedeutung der Schwelle zwischen äußerer und innerer Welt verstärkt, zum anderen wurde das Haus durch die Segnung des Herrn dazu bereitet, ein wahres Haus Gottes zu werden.

Der Herr durchschritt an der Seite der Jünger den großen Saal und betrat die Opferküche, in der bereits das Feuer zum Braten der Lämmer entfacht war. Man reichte Ihm wieder das Gefäß mit dem Opferblut und den kleinen buschigen Zweig, mit dem Er den Opferaltar besprengte. Er zitierte dabei etwas aus den mosaischen Schriftrollen und den Psalmen. Als dies beendet war, goß er vor den Augen der Jünger das restliche Blut ins Feuer. Diese Geste war eine neue Tat, die von den Hohenpriestern nicht ausgeführt wurde.

Das Blut der Opferlämmer, die im Tempel geschlachtet wurden, nahm einen anderen Weg. Es wurde durch Öffnungen im Boden in unterirdische Kanäle abgeleitet, die aus dem Teich Bethesda außerhalb der nördlichen Stadtmauer gespeist wurden und im sogenannten Tyropöon-Tal in ein geräumiges Wasserbecken mündeten. Das Wasser, das aus einer noch nördlicher gelegenen unterirdischen Quelle stammte und in den Teich Bethesda floß, war heiß. Es muß aus einer Thermalquelle hervorgegangen sein. Wenn das Opferblut der Lämmer am ersten Abend des Pessach-Festes oder zu anderen Gelegenheiten das Blut von Opfertieren in die Wasserkanäle hineingeleitet wurde, färbte sich dementsprechend auch das Wasser im Becken des Tyropöon-Tals rot. In der Apokalypse des Johannes hören wir, daß sich die auf den Christus hin orientierten Seelen, welche mit «weißen Kleidern» angetan sein werden, sich «im Blut des Lammes reinwaschen» (Off 7,14) werden. Selbstverständlich verstehen wir diese Aussage ganz im Sinne der okkulten Lehre, im Sinne der Geisteswissenschaft. Und dennoch ist es eine begriffliche Formulierung, die zeigt, daß Johannes dem jüdischen Kulturkreis angehörte und sogar das jüdische Wortverständnis ins Griechische übertrug, wie im Folgenden gezeigt wird. Das Wasserbecken im Tyropöon-Tal existiert heute nicht mehr. In den vergangenen 2000 Jahren ist das Niveau an der Stelle des Beckens, welches südwestlich vom Tempelberg zwischen dem östlich gelegenen Armenstadtteil Offel bzw. der Davidstadt und der westlich gelegenen Oberstadt lag, um etwa 20 Meter angehoben worden. An dieser Stelle führten Simon Petrus, Johannes und Jakobus am Pfingsttage und in den darauffolgenden zwei Tagen die Taufen im Namen Christi durch. Die Täuflinge trugen dabei weiße Kleider, und das Wasser wurde aus jenem Bassin entnommen, das oft vom reinen Blut der Opfertiere rötlich glänzte.

Am Abend des Gründonnerstags aber goß der Erlöser das Blut des Lammes ins Feuer. Die Bedeutung dieser Tat wurde den Jüngern erst lange Zeit später ganz verständlich. Der Mensch des Bewußtseinsseelen-Zeitalters, der im Verständnis anthroposophischer Erkenntnisse steht, kann heute daran erleben, was den Jüngern damals vor Augen geführt wurde. Indem der Herr das Blut in die Flammen goß, verwies Er damit auf den «physischen Träger» des Ich, welches seinen Lebensursprung im Wärmeelement hat. Er wies damit auf die Verwandlung des Menschenwesens in den Zeitenläufen hin, welches sich immer wieder im Geistesfeuer findet, wenn es den Tempel seines Leibes verläßt. Das ferne, hehre Menschheitsziel stand ihnen damit vor Augen, in dem die Erde ihr Sonnendasein erreicht haben wird und in dem sich das Menschenwesen durch die Flamme seines Ich den vergeistigten Wärmeleib des Vulkan herangebildet haben wird. Das Blut im Feuer wies auf die höchste Form des Lebens hin. Die erste Hierarchie und damit auch die Mitte der Trinität, der Christus-Geist erschien Johannes auf Patmos in diesem mystischen Gewand. Johannes beschrieb den Sohn des Menschen mit «Augen wie Feuerflammen», einem «Antlitz wie die Sonne» und «Füßen wie aus glühendem Erz» (Off 1,15). Aber auch schon in den altjüdischen Zeiten hatte sich der Logos in einem brennenden Dornbusch offenbart, der nicht von den Flammen verzehrt wurde, aus dem das Ich-Bin zur Erscheinung kam. So sprach sich in der heiligen Handlung Christi der wechselnde Zustand der physischen Organisation des Menschen aus, unter dem ewigen Erhalt seines ichhaften Wesens. Die wechselnden Zustände des Menschenwesens treten auch im sogenannten makrokosmischen Vaterunser Rudolf Steiners zutage: «Die Nahrung des Geistes, das Brot des Lebens bietest du uns in Überfülle in den wechselnden Zuständen unseres Lebens.»[4] Der okkulte Inhalt des Vaterunsers fand in der Wandlungszeremonie des Abendmahls schließlich seine Widerspiegelung. Der Mensch wird so lange den Leib Christi als seine Nahrung zu sich nehmen, bis er eines Tages den Feuerleib ausgebildet hat, bis er die Menschheitsentwicklung vollendet hat.

Die Opferküche befand sich, wie oben bereits geschildert, in demjenigen Teil des Abendmahlhauses, der wie das Allerheiligste des Tempels vom mittleren Raum durch den Vorhang getrennt war. Ungefähr an dem Ort, wo im Tempel die Bundeslade stand, stand im Abendmahlhaus der Opferherd, der das Feuer barg, in das der Herr das Blut gegossen hatte. Es kündigte sich darin das erneuerte Mysteriengeheimnis an, das sich vom Tempel als alleinigem Wohnort der Gottheit entfernte und sich auf die zu befeuernden Iche der Menschen zu bewegte. In der Opferküche des Abendmahlhauses, im Feuer des Herdes, das in der Gegenwart Christi und durch das Hineingießen des Opferblutes aufloderte, offenbarte sich das lebendige göttliche Mysterium, das zuvor in der Lade als verborgenes Geheimnis der Menschheitsentwicklung behütet worden war.

Die Weihe des neuen Tempels durch das Ich-Bin

Nach dieser von Ernst und Feierlichkeit getragenen Handlung verließ man die Opferküche wieder, und der schwere Vorhang wurde zugezogen, so daß die Aufmerksamkeit ganz auf den hergerichteten Mittelteil des Saales gelenkt war. Der Herr begann nun, den Saal zu weihen. Es war eine außergewöhnliche Zeremonie, die an jenem Abend besonders sorgfältig begangen wurde und viel Zeit in Anspruch nahm. Es war nicht unüblich, einen Raum, der sonst für profane Zwecke genutzt wurde, vor einer kultischen Feier zu weihen. Jedoch führte der Christus diese Weihe des Saales so aus, wie es sonst nur für den hohen Opferkultus im Tempel geschah. Mit dieser speziellen priesterlichen Handlung, die Christus jedoch an einem anderen Ort, in einem anderen Haus durchführte, verlor der Tempel seine Wirksamkeit – dies wurde den Jüngern dadurch mit einem Male deutlich.

Der Tempel, der zur Zeitenwende auf dem Jerusalemer Tempelberg stand, war der sogenannte Herodianische Tempel. Die gesamte Tempelanlage wurde zu Lebzeiten Herodes des Großen vollständig erneuert. Ein gigantischer Säulengang umgab seitdem den Tempelbezirk, und nicht nur der Tempel selbst erhielt ein neues Aussehen, sondern auch sämtliche Nebengebäude wurden umgebaut, vergrößert und in einem gewaltigen architektonischen Ensemble mit zusätzlichen Bauten ergänzt. Noch zu Lebzeiten Jesu waren die Bauarbeiten am Tempelbezirk nicht abgeschlossen. Mit der Erneuerung des Tempels im jüdisch-hellenistischen Baustil ging auch der Geist verloren, der im alten Salomonischen Tempel gelebt hatte. Die Erneuerungen an der Tempelanlage waren allein zu dem Zweck in Angriff genommen worden, daß Herodes bestrebt war, ähnlich wie seine römischen Vorbilder, einen bleibenden Eindruck in der Geschichte zu hinterlassen. Das, was sich kultisch im Tempel abspielte, interessierte Herodes kaum. Es war darüber hinaus ein politischer Schachzug, um diejenigen Hohenpriester, die grundsätzlich gegen die tyrannische und entspiritualisierte Herrschaft des Herodes eingestellt waren, unter dem Vorwand der Undankbarkeit aus ihren Ämtern zu entfernen. Auch der weise Priester Zacharja, Vater von Johannes dem Täufer, war von einer solchen Säuberungswelle des Herodes betroffen gewesen. Nach der Einsetzung etlicher Königsvasallen in die Position eines Hohepriesters war der Kultur- und Geistestod im Tempel nicht mehr aufzuhalten.

Zu Zeiten des Salomonischen Tempels, der etwa 950 Jahre vor der Zeitenwende unter der Leitung des Baumeisters Hiram errichtet wurde, hatten wahrlich andere Zustände geherrscht. König Salomon und seine Eingeweihten hatten mit dem Tempelbau einen bedeutenden Schritt auf dem Weg zur Verkörperung des Messias getan. Der Tempel hatte in jenen Zeiten und auch während der folgenden Jahrhunderte eine tiefe okkulte Berechtigung. Er war ein wirkliches und wahrhaftiges Haus Gottes. Die Priester wirkten in ihm wie Magier, sie standen mit den höheren Geistern in Verbindung. Man hatte durch den Bau dieses Tempels den Kosmos auf die Erde herabgeholt. Die ägyptischen Mysterien blickten zu dieser Zeit noch in den Sternenhimmel, um ihre Gottheiten zu finden, die griechischen zum Olymp. Doch das jüdische Volk bereitete sich auf den Niederstieg des Erlösers zur physischen Erdenwelt vor. Der Salomonische Mysterientempel bildete im Kleinen das Weltall nach. Es war ein spirituell getreues mikrokosmisches Abbild des Makrokosmos. So wie in jenen Zeiten das Wesen des Christus in seiner kosmischen Bedeutung geschaut wurde und schließlich dieses makrokosmische Wesen tatsächlich in den Mikrokosmos der Erdenwelt hinabstieg, so holte man den Sternenhimmel hinunter auf die Erdenwelt und in diesen Tempel hinein. Die Priester verwendeten seit den alten Zeiten wundersame Stäbe, mit denen sie in diesem Kosmos rührten, wie die Götter die Sterne bewegten. Das Wissen um das Geheimnis über die Verwendung der Stäbe blieb lange Zeit der Priesterkaste vorbehalten; denn wären sie in die Hände von Uneingeweihten gelangt, hätte sich ihre Wirkung verlieren können. Man hätte dann eine andere Brücke bauen müssen, um sich aktiv in der geistigen Welt zu bewegen. Die Stäbe glichen den heutigen Eurythmiestäben und erfüllten sogar einen ähnlichen Zweck, nur daß heute der Menschenleib selbst beginnt, sich zum Tempel zu bilden, und der Mensch sich mit seinem Ich, wenn er die Eurythmiestäbe bewegt, ein Stück außerhalb dieses eigenen Tempels befindet. Die Priester bewegten die metallenen Stäbe, um das Ich-Bin im Kosmischen zu finden.

Diese heilige Handlung wurde nun vom Christus mittels zweier solcher Stäbe innerhalb der Mauern des Abendmahlsaales vollzogen. Das Kosmische, das Ich-Bin, war nun nicht mehr ausschließlich im Tempelinnern zu finden – es konnte an jedem Ort, in jeden Raum einziehen.

Die Jünger waren tief ergriffen von diesem Moment und blickten in stummer Ehrfurcht auf den Meister. Er betete in einer ihnen eigentümlich fremden und doch zugleich vertrauten Art. Er betete in der Weise, wie es die alten Propheten, die jüdischen Eingeweihten der Vergangenheit getan hatten, als der Geist noch lebendig den Raum erfüllte, in dem sie standen. Nun sprach Er aber zum Vater, während die alten Propheten zu Ihm, dem damals in den Sonnenkreisen waltenden Logos, gesprochen hatten. Die Jünger wurden Zeugen eines Gespräches zwischen Sohnesgott und Vatergott.

Als Er geendet hatte, gab Er zum großen Erstaunen der Jünger die beiden Stäbe an sie weiter. Sie standen in zwei Reihen zu sechst rechts und links an Seiner Seite, so daß der Ihm am nächsten Stehende jeder Reihe einen Stab zugereicht bekam, den er nach einer Weile an seinen Bruder weitergab. Damit ließ Christus sie zu der

Empfindung kommen, daß das Ich-Bin auch in ihnen walte und sie nun selbst für ihre Verbindung mit der kosmischen Heimat verantwortlich seien. Er sah, daß sich Furcht in ihnen ausbreitete. Keiner von ihnen hatte den Rang eines Priesters, und doch wurden sie erwürdigt, diese Tat selbst zu vollbringen. Er beruhigte die Jünger mit einigen wärmenden Worten und ermutigte sie, es Ihm gleich zu tun. Der Herr erwürdigte sie – einfache Leute –, diese Handlung zu vollziehen. Es war ganz wie mit den kleinen unscheinbaren Bechern, die trotz ihrer Grobheit dem schönen, lebendigen Kelch angehörten. Gerade ihre Einfachheit war es, die für Christi Worte eine fruchtbare Grundlage schuf. Diese Zwölf waren nicht verbildet wie die Priester und Schriftgelehrten, die zu viel wußten, um das Eigentliche zu erkennen. Somit brach Christus mit der alten Tradition, daß nur das Priestertum sich stellvertretend für das Volk mit dem Geist des Logos in Verbindung setzen konnte. Er führte den Kultus mit diesen Gesten einmalig und letztmalig von dem alten in den neuen Menschheitszustand über.

Für die Jünger war es ein hoher Moment, als sie den Stab selbst in der Hand halten durften. In dem Halten der Stäbe hatten sie eine neue Wahrnehmung vom Wirken ihrer Gliedmaßen: Es schienen ihnen die Arme verlängert zu sein; und als Er ihnen die Stäbe wieder abnahm, empfanden sie, daß sie sie nicht mehr brauchten. Durch ganze Welten der Wahrnehmung und Erkenntnis waren sie in diesen Augenblicken geschritten, indem sie erstmalig die Bedeutung der alten Stab-Mysterien kennenlernten, anschließend ihr eigenes ichhaftes Wesen im selbständigen Halten der kosmischen Stäbe fanden und schließlich zur Gewißheit kamen, daß nun ihre Gliedmaßen mit dem Kosmos allzeit in Verbindung standen, weil das Ich-Bin in ihnen selbst lebte. Damit erfaßten sie die kosmische Herkunft des Christus. Es wurde ihnen daran so recht klar, welche Bedeutung jede Bewegung, jedes Handeln im irdischen Raum für die geistige Realität besaß. Es war dieser an jenem Abend gemachten unvergleichlichen Erfahrung zu verdanken, daß die Jünger nach dem Fortgang des Herrn mit großer Sorgfalt und Bedacht ihre Handlungen ausführten, ganz gleich welcher Art, ob es sich dabei um alltägliche oder kultische Bewegungen handelte.

Der Herr nahm sich viel Zeit, um ihnen die zitierten Prophetenworte auszulegen. Er lehrte lange, auch über die Zukunft und die Endzeit der Welt. Anschließend sangen sie Lieder der Lobpreisung und tanzten nach alter jüdischer Sitte durch den geweihten Festsaal. Es herrschte nun eine gelöste, überaus freudige Stimmung.

Die Zeremonie der Saalweihe, die eigentlich eher eine Menschenweihe gewesen war, hatte die Zeit, die das Zubereiten des Pessach-Lammes benötigte, überbrückt. Nun versammelte man sich um den großen gebogenen, recht niedrigen Tisch, und das Pessach-Lamm wurde aufgetragen. Man nahm diese Speise im Stehen ein, so wie es der Tradition entsprach, die an die Schnelligkeit aller Handlungen in der Nacht vor dem Auszug aus Ägypten erinnerte. Die Tradition sprach auch davon, daß dem Lamm kein Knochen gebrochen werden durfte und daß alles von ihm am Morgen verschwunden sein mußte. Die okkulte Bedeutung dieser Ritualvorschrift offenbarte sich durch das Mysterium von Golgatha: Auch dem Lamm Gottes am Kreuz wurden keine Knochen gebrochen, und am Ostermorgen war der Leichnam, der im Grab gelegen hatte, verschwunden.

Die Jünger verstanden zwar erst rückwirkend, wie die alte Tradition mit den neuen Mysterien zusammenhing, doch das Feiern der alten Mysterien unter der Einwirkung des belebenden Geistes Christi ließ sie noch an diesem Abend erahnen, daß alle Riten und Handlungen nur entstanden waren zur Erfüllung des Eigentlichen, um ein tieferes Verständnis für das eigentliche Menschheitsmysterium zu erwecken. Alle jüdische Tradition war die Vorbereitung auf das, was sie selbst in jenen Augenblicken bezeugten, und die Propheten hatten eben dieses Geschehen vorhergeschaut und in den religiösen Kulten wiedergegeben.

Die Verkündigung am Abendmahltisch

Zu dem Lamm, das vom Meister zerlegt und auf die Zwölf verteilt wurde, aß man die noch heute beim jüdischen Sedermahl üblichen Bitterkräuter, Sellerie, Lauch, eine Art Chicorée, salzige Brühe und Brot. Auch das Brot brach der Herr, segnete es und verteilte es unter den Jüngern. Einen Teil des Brotes aber bewahrte Er unter einem Tuch in der großen Brotschale. Dieser Brotanteil wurde später für die Transsubstantiation verwendet. Man trank vor dem Essen den ersten rituellen Schluck Wein – dreimal einen Schluck Wein nahm man während der Zeitenwende traditionell beim Sedermahl zu sich. Sie aßen schnell von dem Lamm, wie es die Auslegung der Auszugsgeschichte verlangte, die währenddessen erzählt wurde. Das rituelle Händewaschen erfolgte vor und nach dem Verzehr des Fleisches. Nach dem Verzehr des Lammes wechselten sich Singen und Beten ab.

Es wurden nun für den weiteren Verlauf des Pessach-Festes Sitzliegen, kleine Kanapees in der Art römischer Liegen herbeigeholt und um den Tisch herum plaziert. Das Gemüse, die Kräuter, das Brot und die Brühe aß man im Liegen, während man sich weiter über den Auszug aus der ägyptischen Gefangenschaft austauschte.

Die Sitzverteilung war so geartet, daß bestimmte Paare zusammensaßen, die entweder Brüder waren oder in einer anderen Weise miteinander in stärkerer Beziehung standen. Christus lag in der oberen Mitte zu Tisch. Zu Seiner Linken lag Simon Petrus und neben ihm sein Bruder Andreas. Dann folgte Judas mit dem Beinamen Thaddäus (dies war nicht Judas Ischariot) und am Tischende zur Linken des Christus Simon aus Kanaa. Dem Christus zur Rechten lag Johannes und neben ihm

Jakobus der Ältere. Dann folgte Jakobus der Jüngere und, am rechten Kopfende des Tisches, Nathanael. Dem Herrn gegenüber zur Linken saßen nach außen Levi, der Zöllner, und nach innen Philippus. Dem Herrn gegenüber zur Rechten saßen nach außen hin Thomas, den man später den «Ungläubigen» nannte, und innen Judas Ischariot.

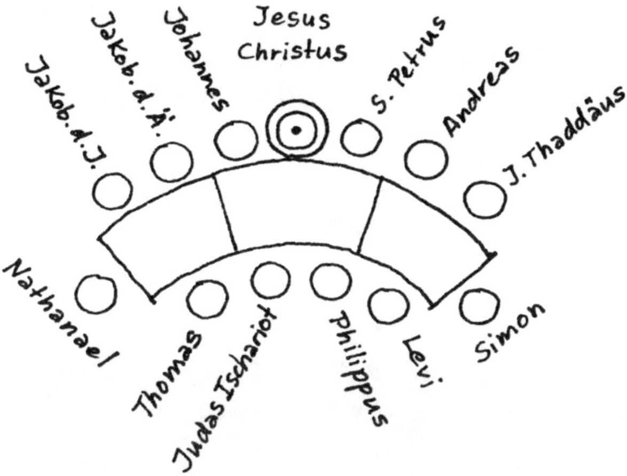

Nun wird aus der Darstellung der Sitzverhältnisse ersichtlich, warum es heißt, der Jünger, den der Herr lieb hatte, habe an der Brust des Herrn gelegen. Im Grunde lagen alle Jünger, weil man die für diese Zeit in wohlhabenderen Verhältnissen üblichen Kanapees benutzte und somit bei Tisch nicht saß, sondern halb lag. Da man sich beim Essen auf den linken Arm stützte, um mit dem rechten von den Speisen zu nehmen, waren die Liegen in einer leicht parallelen Anordnung zueinander gestellt. Und da nun die Liege des Johannes zur Rechten des Herrn stand, lag er der Brust des Herrn am nächsten, während das Kopfteil der Liege des Petrus vom Christus wegwies (siehe Zeichnung). Dies ist der äußere Grund für diese Formulierung, die allerdings einen Zustand der besonderen inneren Verbindung zwischen Johannes und Christus charakterisiert. Der Christus sah den Tod und die Auferweckung des Lazarus-Johannes an, während Johannes den Tod und die Auferweckung Christi bezeugte.

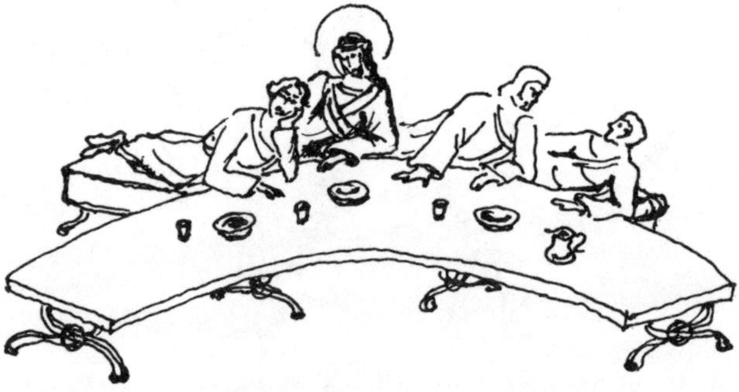

Die Atmosphäre war noch immer reich an Freude und Ausgelassenheit, als der Meister mit einem Mal sehr ernst wurde. Er kündigte an, daß nur noch eine kurze Zeit vergehen würde, bis Er sie verlassen und zurück zu Seinem göttlichen Vater gehen werde. Er ermahnte sie, darüber nicht in Trauer zu verfallen, sondern den schweren Weg durch die Krankheit der Welt, den Er bald zu gehen hätte, um die Menschheit mit dem Vater zu vereinigen, als einen notwendigen Schritt zur ewigen Gesundheit der Welt zu erkennen. Er verglich diesen Prozeß mit dem Geburtsschmerz einer Frau, der jedoch überwunden sei, sobald das neue Leben in die Welt gekommen ist. Seine Ausführungen glichen den Worten, die Johannes später in seinem Evangelium niedergelegt hat (Joh 16,5-33).

Aber dann hob Er an auszuführen, daß das Leiden aus einem verwerflichen Grund über Ihn kommen würde und daß derjenige, der in diese Verwerflichkeit verstrickt sei, sein ganzes Leben und noch mehr verwirkt hätte. Und Er kündigte den bevorstehenden Verrat des Judas an. Doch Er nannte nicht den Namen des Verräters. Darauf entstand eine große Unruhe unter den Jüngern, da es niemand von ihnen in dem Augenblick für möglich hielt, daß so etwas geschehen könnte. Nicht einmal Judas selbst glaubte daran, der bereits den Verrat den Hohenpriestern gegenüber fest zugesagt und schon etliche Male seinen dafür gezahlten, blutigen Lohn in Gedanken auf immer wieder andere Weise verplant hatte – wie übrigens auch die Rücklagen aus der Gemeinschaftskasse der Jünger, welche er verwaltete. Es war ein rechter Schock für ihn, den Christus plötzlich so sprechen zu hören, und er konnte sich etliche Minuten lang nicht mit seiner eigenen Tat identifizieren.

Die Jünger bestürmten den Meister, um herauszufinden, wer es sei, der Ihn verraten würde. Da antwortete Er ihnen mit den Worten, die in den Evangelien überliefert sind: «Es wird mich derjenige von euch Zwölfen verraten, der mit mir seine Hand in die Schüssel taucht» (Mk 14,20). Sie erschraken, als sie Ihn das sagen hörten. Denn es konnte niemand mehr sicher über sich selbst, über die eigene Integrität sein, da die Worte, die Er gesprochen hatte, nicht auf eine bestimmte Person hinwiesen, sondern einer typisch jüdischen Redewendung der damaligen Zeit entsprachen. Man verwandte diese Redewendung «dieser oder jener taucht mit mir die Hand in die Schüssel» immer dann, wenn man den verwandtschaftlichen oder eng freundschaftlichen Status eines Menschen charakterisieren wollte. Damals benutzte man vor allem in ärmeren oder mittelständischen sozialen Kreisen für viele Speisen kein Besteck. Oft wurde die Mahlzeit in einem großen Topf oder einer Schüssel auf den Boden gestellt, die Familie setzte sich um diese Schüssel herum und griff – ohne jeweils eigene Teller zu verwenden – gemeinsam oder abwechselnd in die Schüssel hinein. Man pflegte dies aber, wie gesagt, nur innerhalb der Verwandtschaft oder im engsten Freundschaftskreis zu tun. Die Jünger wußten, daß sie selbst die neuen Verwandten des Herrn waren. Als solche hatte Er sie oft bezeichnet. Und daher kamen alle von ihnen für den Verrat in Frage, da niemand das Wort so verstand, wie es heute bildhaft ausgelegt wird, sondern im Sinne der traditionellen Redewendung;

denn jeder von ihnen stand dem Herrn so nahe, daß er mit Ihm seine Hand in die Schüssel tauchte.

Wie es schon des Öfteren über das Mysterium von Golgatha gesagt worden ist, trafen stets die okkulte Bedeutung und die sinnliche Tatsache zusammen. Und so tauchte Judas tatsächlich beim Verteilen des Lauches mit dem Christus gemeinsam seine Hand in die Schüssel, doch niemand achtete darauf, da das Wort des Herrn nach der eben beschriebenen traditionellen Weise verstanden worden war.

Jeder von den Zwölfen fragte Ihn, ob er der Verräter sei. Doch da der Herr keine Antwort gab, verstummten sie bald und fielen in einen seltsamen Vergessenheitszustand. Man könnte es nicht als Verdrängung bezeichnen, da sich niemand vornahm, das Unangenehme einfach wegzuwischen. Es war ein kollektiver Betäubungszustand, der wie eine Vorausschau auf ihre Verfassung am Ölberg wirkte. Nur einer ließ sich nicht beruhigen: Simon Petrus; denn er hatte wohl eine dumpfe Vorahnung von seiner bevorstehenden Verleumdung Christi. So setzte er sich auf, rührte hinter dem Rücken des Herrn den Johannes an und bat ihn, in Erfahrung zu bringen, ob er es selbst sei. Johannes konnte seit seiner Wesensveränderung durch die Auferweckung in Bethanien ohne ein hörbares Wort mit dem Christus kommunizieren. Es war eine Verständigung der Herzen, die keiner Sprache bedurfte. Obgleich die Anfrage Simons hinter Seinem Rücken gestellt wurde, hatte der Herr seine Gedanken gelesen und ließ dem Johannes die folgende Antwort für Simon Petrus zukommen: «*Du bist es nicht. Es ist der, dem ich seinen Bissen eintauche.*»

Als sich Petrus beruhigt zeigte und versicherte, daß er eher selbst in den Tod ginge, als den Herrn zu verraten, wandte sich der Erlöser aber nun direkt an ihn und sprach: «*Simon, noch ehe die Sonne aufgegangen ist, wirst du mich dreimal verleugnen.*» Da stockte Petrus der Atem, und darauf fiel auch er in den Vergessenheitszustand, dem die anderen schon anheimgefallen waren.

Als das Mahl beendet war, trank man den letzten rituellen Schluck des Weines. Der Herr selbst trank nun nicht mehr von dem Wein und begründete dies mit den Worten, Er werde erst am Ende der Erdenzeit von dem Weinstock der Menschheit trinken.

Die Fusswaschung – der Eintritt in das Haus Gottes

Mit dem Ende des Pessach-Mahles war der traditionelle Teil des Abends abgeschlossen. Christus führte Seine Jünger nun in einen neuen Ritus ein, in ein neues Leben hinüber, und selbst wenn dieser zweite Teil des Festes nicht auch von einer fundamental esoterischen Bedeutsamkeit gewesen wäre, hätte man wenigstens die Empfindung haben können, daß der Herr ihn mit einer geradezu rührenden Behutsamkeit ausführte. Dieses behutsame Geleiten Seiner Jünger von den alten Mysterien zu den neuen sprach sich in der Zeremonie der Fußwaschung aus.

Die Fußwaschung an sich war eine in der damaligen Zeit übliche Geste der Ehrerbietung, ebenso wie das Darreichen eines Tränen- oder Schweißtuches oder wie die höchste Form der Würdigung, die Salbung. Das Außergewöhnliche der Fußwaschung während des letzten Abendmahles war der Zeitpunkt, zu dem sie stattfand. Für gewöhnlich wusch der Hausherr seinen Gästen die Füße, wenn sie sein Haus betraten. Erst viele Wochen nach dem Fortgang des Erlösers keimte in den Jüngern ein Verständnis auf, daß diese äußere Geste sich wörtlich auf den inneren Zustand der geistigen Wirklichkeit der Abendmahlzusammenkunft übertragen ließ: Der Hausherr wäscht seinen Gästen die Füße, wenn sie sein Haus betreten. Die Fußwaschung in der Nacht des Pessach-Mahles zeichnete den kostbaren Initiationsmoment ab, in dem die Jünger das Haus Gottes betraten. Sie wurden eingeführt in das Mysterium des wahren Gotteshauses und in das Mysterium des wahren Leibes Christi, der der Erdenleib werden sollte.

Um die Zeremonie durchzuführen, wurden alle Liegen in einem geräumigen Abstand vor den Tisch in einen Halbkreis gezogen, der den Bogen der Tischform aufnahm. In der Zwischenzeit legte man andere Kleider an. In Erinnerung an die Hast und Rastlosigkeit in der

Nacht vor dem Auszug aus Ägypten trug man während des Sederabends ein besonderes Gewand, eine äußerst schlichte Tuchbahn mit einem Ausschnitt, die man über den Kopf streifte. Sie war weiß und hatte keine Nähte, sondern wurde mit einem einfachen Strick um die Taille festgebunden. Man legte also diese Tuchbahn wieder ab und zog andere Festgewänder über. Christus hingegen faltete Seine Tuchbahn zusammen, so daß sie in der Länge halbiert war, und band sie mit dem Strick in der Art einer Schürze um die Hüften. In der Vorhalle wies Er einen Gehilfen an, ein großes Becken aufzustellen und dieses mit frischem Quellwasser zu befüllen, das auf Seine Anweisung hin am Mittag in Krügen herbeigeschafft worden war. Johannes und der jüngere Jakobus traten hinzu. Jakobus erhielt einen Wasserschlauch (man stellte diese Schläuche aus gegerbten Tierdärmen oder -mägen her), den er mit dem Quellwasser füllte, und legte ihn sich über die Schulter, um beim Ausgießen durch ein leichtes Nach-vorne-Beugen das Wasser gut dosieren zu können. Johannes trug derweil zwei leere Becken in den Saal, ein größeres und ein kleineres. Das größere Becken stellte er in die Mitte vor die Liegen hin, das kleine behielt er in den Händen.

Nun nahmen die übrigen zehn Jünger auf den Liegen Platz und lösten die ledernen Riemensohlen von ihren Füßen. Die überaus anrührende Prozedur ging nun so vonstatten, daß Jakobus dafür sorgte, daß frisches Wasser aus dem Schlauch in das kleine Gefäß lief, welches

Johannes dem Herrn hinhielt. Darauf kniete der Herr nieder und schöpfte aus diesem Gefäß dem Ersten das Wasser über seine Füße. Voller Liebe trocknete Er sie mit dem um Seine Hüften gebundenen Tuch ab. Danach schüttete Johannes das verbrauchte Wasser in das größere Gefäß, welches in der Mitte stand, und Jakobus goß abermals frisches Wasser in das kleine Becken hinein, das dem Herrn zum Waschen der Füße des Nächsten diente. Christus nahm sich viel Zeit für diese Handlung. Die Jünger wurden von einer starken Rührung darüber erfaßt, mit welch unaussprechlicher Hingabe ihr Meister sich ihrer annahm und widmete – ohne jede Eile und mit der gebührenden Achtsamkeit. Es lag eine so große Menschlichkeit und Würdigung in dieser Tat, daß alle betroffen und ergriffen die Waschungen meist schweigend verfolgten. Der Herr selbst sprach dabei ebenfalls nicht. Einzig Judas unterbrach einmal die Ruhe des Vorgangs, indem er sich abwandte, während der Herr ihm die Füße wusch, und versuchte, die anderen in ein Gespräch zu verwickeln. Die Würdigung, die ihm durch die Fußwaschung vom Erlöser zuteilwurde, löste in ihm ein heftiges Unbehagen aus. Er war nach dem Pessach-Mahl ganz verhärtet geworden, weil er sich entlarvt fühlte durch die Ankündigung seines Verrats. Er war durch die Worte, die der Herr am Tisch gesprochen hatte, in die Lage versetzt worden, sein Verhalten wie von außen als eine Tatsache anschauen zu müssen. Dies war für ihn äußerst unangenehm und hatte ihn leider nicht dazu geführt, noch einmal alles zu bedenken. Er war jetzt noch unzugänglicher als zuvor und voller Ablehnung dem Meister gegenüber.

Als die Reihe an Simon Petrus war, kam es zu einem kleinen Zwischenfall, der dem Herrn eine längere Erklärung über den Sinn der Fußwaschung abrang. Petrus war ein sehr temperamentvoller, «eckiger» Charakter, man könnte ihn auch als «steinig» oder «felsig» bezeichnen. Er bemühte sich stets, das Richtige im Sinne der Lehre seines Meisters zu tun. Aber er war in einem ständigen Ringen mit sich selbst begriffen. Einmal meinte er, er sei zu einfältig und unwürdig, um die Lehren des Herrn zu verstehen, woraus auch der Zwischenfall bei der Fußwaschung resultierte, der im Folgenden beschrieben wird, ein andermal wiederum waren Bestrebungen in ihm vorhanden, dem Herrn am nächsten von allen sein zu wollen und dies von Ihm auch bestätigt zu erhalten. Trotzdem liebte der Christus ihn sehr. Petrus machte zwar bei seinen Versuchen, alles recht zu machen, vieles falsch, aber letztlich war es doch nie ganz falsch, weil er stets willens und bemüht war, das Rechte zu tun.

Petrus zog seine Füße von dem Becken zurück, das Johannes dem Herrn unter Petrus' Füße hinhielt, da er sich unwürdig fühlte, von seinem verehrten Meister die Füße gewaschen zu bekommen. Christus erklärte ihm, daß nur der Gereinigte das Haus des Gastgebers betreten solle, und legte es ihm so aus, daß nur der Geläuterte teilhaftig am Reich Gottes werden könne. Daraufhin brach das überschäumende Temperament des Simon Petrus wiederum hervor, und aus der Zerknirschung über seine Unwürdigkeit entflammte größte Begeisterung für die Sache, und er bat den Herrn, ihm nun nicht nur die Füße, sondern auch sein Haupt und die Brust zu waschen. Geduldig und liebevoll erklärte der Erlöser ihm, weshalb es in diesem Falle auf die Füße ankäme. Und es ist geradezu erstaunlich, wie ähnlich die Ausführungen Rudolf Steiners Seinen Worten waren im Hinblick auf die erste Stufe des christlichen Einweihungsweges, die ebenfalls als Fußwaschung bezeichnet wird und durch die sich der Schüler eine Empfindung davon erwirbt, wie sich der Mensch zum Tier hinunterbeugt, das Tier zur Pflanze und die Pflanze zum Mineral.

Christus erklärte Seinen Jüngern, wie es ein Geheimnis der Entwicklung des Herzens sei, wenn sich das Größere vor dem Kleineren verneige, wenn es sich dem Kleinen zu Füßen werfe. Wer in aufrichtig demütiger Haltung ein Opfer für den anderen erbringe, der könne wachsen, könne allmählich groß werden. Wer sich aber über andere erhebe, sei in Wahrheit kleiner als die, über die er meint sich erheben zu können. Indem Er so sprach, wies Er die Jünger damit indirekt auf die in dieser Hinsicht leider beispielhafte Persönlichkeit des Herodes Antipas hin, der seine geistig-seelische Kleinheit mit äußeren Gesten der Macht zu überdecken suchte. Johannes der Täufer hatte oft mit ähnlichen Worten über König Herodes als ein Beispiel für moralische Verkommenheit gesprochen, was ihn schließlich den Kopf gekostet hatte.

Auf diese Weise erinnerte der Herr in jenem Moment auch an den Geist des Täufers und sprach zu ihnen von einer Taufe ihrer Füße. Und Er bereitete sie schrittweise durch Seine Ausführungen auf die bald folgende Transsubstantiation vor, indem Er die Worte sprach, die ungefähr in folgender Weise wiedergegeben werden können:

> *Die Sonne wird eingehen zum Vater und wird sich bekleiden mit dem Leib der Erde. Wenn ihr auf dieser Erde wandelt, werdet ihr über meinen Leib wandeln.*

So sahen sie ein, daß die Taufe der Füße auch dazu diente, ihre Füße zu erwürdigen, den zukünftigen Leib des Herrn zu berühren. Dadurch stimmte Er sie mehr und mehr ein, die kosmische Bedeutung Seiner selbst und des Erdenleibes zu erfassen.

«Wer mich erkennt ...»

Als Er ihnen all dies erläutert hatte, sprach Er aber zu Petrus: *«Simon, erinnere dich, wie du mich erkanntest. Du sollst mein Vertreter sein.»* Er sprach dieses für die anderen Jünger ebenso laut und deutlich aus wie für

Petrus selbst. Sie alle hörten Seine durchdringenden Worte, und dies lag ganz in Seiner Absicht. Der Herr erinnerte alle daran, daß Petrus Ihn bereits öfter erkannt hatte als den Sohn des lebendigen Gottes. Was aus dem geschriebenen Wort nicht hervorgeht für die gewöhnliche Auffassung, was jedoch damals durch Sein gesprochenes Wort für alle Anwesenden verstehbar hindurchklang, das ist bewahrt und auffindbar in der geistigen Chronik der Menschheitsgeschichte. Es lautet: «Wer mich erkennt, soll mein Vertreter sein!»

Hierin liegt die fatale Fehlinterpretation der römischen Kirche begründet, die ihren Anspruch auf Vertreterschaft Christi bis zum heutigen Tage auf dieses an Petrus gerichtete Wort des Erlösers stützt. Was tatsächlich in den Worten des Herrn lag, war der Hinweis an die Jünger, dieselbe Erkenntnis zu entwickeln, wie sie Petrus gehabt hatte. Sie alle sollten Ihn als den Sohn des lebendigen Gottes erkennen aus ihren Herzen heraus. Man muß stets die sprachlichen Feinheiten und Eigenarten der damaligen Welt berücksichtigen, wenn man mit dem Verständnis einer jüngeren Zeit meint, die Schrift wörtlich nehmen zu können. Man *kann* die Schrift durchaus wörtlich nehmen, doch kann man dies nur dann mit Berechtigung, wenn man das Wort in demselben Geist erfaßt, aus dem heraus es damals gesprochen wurde. Als der Christus so sprach, richtete Er sich an alle anderen, und eigentlich am wenigsten an Petrus selbst. Diese Art zu sprechen kann verglichen werden mit der Sprache der «Apokalypse» des Johannes. Johannes war im selben kulturellen Umkreis aufgewachsen wie der Christus Jesus und stand mit dem Sprachgeist des jüdischen Volkes in Verbindung. Wenn Johannes davon berichtet, daß der Engel der sieben Gemeinden zur einen Gemeinde spricht (Off 2 und 3): «dieses und jenes habe ich *für* dich» – und zu einer anderen Gemeinde: «dieses und jenes habe ich *wider* dich», so sollte sich derjenige, der seine Offenbarung liest, auf eben jene Für und Wider selbst prüfen.

Und so mahnte auch der Christus während der Fußwaschung, alle sollten sich prüfen auf das «Für», das Petrus hatte, auf daß sie es auch *in sich* heranbildeten, um Seine Vertreter zu sein.

Insofern ist das, was sich im Papsttum ausspricht, das genaue Gegenteil von dem, was durch den Christus-Impuls in die Welt kommen konnte: daß nämlich ein *jeder* Mensch zum Zeugen und zum Vertreter des lebendigen Sohnesgottes werden kann, wenn er Ihn erkannt hat und aus Seinem Geiste spricht – so wie es durch die Ausgießung des Pfingstgeistes ermöglicht wurde; daß fortan die Jünger, so unterschiedlich sie auch sprechen mochten, alle das Wort des Erlösers verkünden konnten, da sie alle mit den geistesfeurigen Zungen begabt waren. Als der Christus in dieser Weise sprach, war die Beziehung jedes einzelnen Ich zur geistigen Welt gemeint, die im Vorchristlichen ganz unbewußt und daher nur mittelbar über den eingeweihten Volksführer oder Priester vorhanden war. So ist das Papsttum in der Weise, wie es sich auf die alleinige Vertreterschaft Christi beruft, letztendlich die Fortführung des vorchristlichen Hohenpriestertums, in dem es nur diese für das Volk stellvertretende Einweihung der Priester gab. Im Vorchristentum war das gar nicht anders möglich. Wird es aber nach dem Mysterium von Golgatha in gleicher Weise fortgesetzt, so führt es unweigerlich dazu, den Impuls Christi zur geistigen Freiheit und Selbständigkeit jedes einzelnen Ich zu unterminieren.

Bei der Fußwaschung wurde darauf hingewiesen, daß Petrus durchaus der Vertreter des Erlösers sein sollte, da er eine eigenständige Erkenntnis von Seinem Wesen hatte. Doch mit dieser Fähigkeit war eine Aufgabe verbunden: das Hinführen derer zum Erkennen des Christus, die noch nicht erkannt haben, durch diejenigen, die schon erkannt haben. Die Erkennenden sollten ihre Brüder zur Selbständigkeit und nicht in die Abhängigkeit führen.

Die Fußwaschungszeremonie, die wie eine Zwischenstufe auf einem Einweihungsweg war – und die drei Abschnitte des Abends *waren* ein Einweihungsweg für die Zwölf –, leitete allmählich in einen erhobeneren Bewußtseinszustand über. Immer weiter entfernten sie sich von dem alten Festesritus des Pessach-Festes. So brachten die sich wiederholenden Waschungen, das immer wieder fließende und die Füße umspülende Wasser, die Jünger weg von der rein sinnlichen Wahrnehmung.

Die Waschungszeremonie erweiterte ihre Wahrnehmung hin zu einer zunächst feinsinnigeren, dann gar übersinnlichen und führte auf diese Weise über von dem alten irdischen zu dem kommenden himmlischen Bund. Damit ist nicht gemeint, daß der dritte Abschnitt des Festes – die Zeremonie der Wandlung – nur metaphorisch aufzufassen ist bzw. sich rein im Geistigen abspielte, so wie es die gnostische Anschauung vertritt. Die Wandlung von Brot und Wein in den Leib und das Blut Christi trug sich auch für die äußeren Sinne wahrnehmbar zu. Ja, es ist gerade das ganze christliche Mysterium nur möglich durch die Wahrhaftigkeit der Inkarnation des Gottessohnes, und «die Nahrung des Geistes, das Brot des Lebens»[5] kann der Mensch nur aufnehmen, weil die Transsubstantiation eine Realität ist.

Das Geheimnis des Erdenorts des Abendmahlhauses – Die Transsubstantiation

Als die Fußwaschung abgeschlossen war, begann der dritte und letzte Teil des abendlichen Festes: die Inauguration des Neuen Bundes.

Judas sollte noch in derselben Nacht von der Zelebrierung des Geheimnisses von Brot und Wein den Hohenpriestern berichten. Als eine ketzerische Abweichung vom vorväterlichen jüdischen Kultus wurde dieser Punkt dem Herrn in der Anklage vom Hohen Rat zur Last gelegt. Doch es war Nikodemus, der mit äußerst gewandter Argumentation den Nachweis erbrachte, daß diese Handlung auf den Stammvater selbst und den ersten Priester des jüdischen Volkes zurückging. Er erinnerte an das Brot- und Weinopfer Melchisedeks, das dieser dem aus der Schlacht gegen den Feind zurückkehrenden Abraham an seinem Altar zubereitet und dargereicht hatte. Das jüdische Volk habe auch die Ägypter bezwungen, so argumentierte Nikodemus vor dem Hohen Rat, und sei daher berechtigt, am Tage der Erinnerung an den Auszug aus Ägypten mit dem Brot- und Weinopfer des Melchisedek beschenkt und geheiligt zu werden.

Dieser Altar des Melchisedek hatte an einem besonderen Erdenort gestanden; in einer Gegend, die später dicht bebaut wurde und den Namen Jerusalem erhielt. Und das Geheimnis des Erdenortes, auf dem das Abendmahlhaus einst erbaut wurde und der Einsetzung des neuen Menschheitsbundes für würdig befunden war, ist dies, daß sich die Überreste des Altars des Melchisedek direkt unter dem Sitz des Herrn in der felsigen Krypta befanden. Joseph von Arimathia und Nikodemus, die beiden eingeweihten Freunde Christi, waren nicht unter den anderen 24 Schülern, die das Pessach-Mahl in den Säulengängen hielten. Sie weilten in der Krypta unmittelbar unter dem Sitz des Herrn und sorgten dafür, daß der Kräftestrom des geweihten Ortes erneuert und belebt wurde – daß er aufstreben konnte aus den Tiefen des geistigen Erdenkörpers, um durch die Glieder des Menschenleibes Jesu zu dringen und dem in ihm wohnenden göttlichen Geist eine Brücke zu schaffen zum väterlichen Geistesstrom, welcher sich gleichzeitig aus den geistigen Höhen in den Christus Jesus hinabsenkte. Dies war die der Jüngerschaft verborgene Aufgabe des Joseph von Arimathia und des Nikodemus, die ebenfalls den Herrn in ihrer Mitte hatten, da sie um Seines Namens willen beisammen waren. Das, was mit den unterirdischen Kräften zusammenhing – so auch die Handlungen in der Krypta des Melchisedek –, mußte okkult bleiben, bis der Christus-Geist selbst im Todesmoment des Jesus in den Erdenleib hinabstieg, und sie wird okkult bleiben, bis der Mensch in die Lage kommt, den geistigen Organismus der Erde mit den schauenden Augen des Bewußtseinsseelen-Zeitalters zu erfassen.

Im großen Saal stellte man nun die Liegen wieder um den Tisch herum auf, der in ganz eindrücklicher Weise hergerichtet wurde. Man bedeckte ihn mit fein geknüpften, roten Teppichen und breitete blütenweiße gebrochene Stickereien über ihnen aus. Es erinnerte sehr an die im Mittelalter gewählten Farben des Templer-Ordens, an die innere Symbolik des Rosenkreuzertums, an «Fleisch» und «Blut».

Der Herr gab Johannes und Simon Petrus einen Wink, und sie gingen in die Opferküche, um zunächst einen Krug Wasser, einen Krug Wein und die große Brotschale vom Pessach-Mahl zu holen, welche auf dem Tisch plaziert wurden. Dann gingen sie wiederum in die Küche, um das heilige Geschirr für die nun folgende Zeremonie in den Saal zu bringen. Als die beiden Jünger hinter dem Vorhang hervortraten, trugen sie gemeinsam das Tablettkästchen aus dem Tempelschatz. Was auf diesem stand, war zunächst verdeckt durch eine aus Bast geflochtene Haube. Sie stellten es in die Mitte des Tisches vor den Christus hin und nahmen die Haube ab, welche sie an einen Gehilfen übergaben, der diese zurück in die Opferküche brachte.

Wiederum gab der Christus einen beinahe unmerklichen Wink, und es wurden der Vorhang zur Opferküche ganz zugezogen sowie die schweren Türen zur Vorhalle geschlossen. Nach diesem Vorgang zog Stille ein in den hohen Saal und mit ihr die ernsteste, weihevolle Stimmung. Eine Ahnung stieg in den Jüngern auf, daß sie Zeugen eines Wendepunktes werden sollten. Sie verspürten die Wahrhaftigkeit und Berechtigung, die in all diesen Vorgängen lag, wie durch Christus, ihren verehrten und geliebten Meister, in dieser Stunde der Ur-Seinsgrund aller Vergangenheit mit dem Zukünftigen des Menschheitsschicksals verbunden werden sollte im Jetzt, in der Gegenwart – in ihrer Gegenwart.

Der Herr wirkte ganz inwendig und doch immer zarter, vergeistigter, wie über Seinen Leib ausgedehnt. Sie nahmen wahr, in dem erhobenen Zustand, in den Er sie geführt hatte, was sonst den sinnlichen Augen verborgen blieb. Sie nahmen wahr, wie Er ganz dem inneren Gebet hingegeben war und sie gleichzeitig alle erfaßte in aller Wärme und Güte.

Nach einer Weile, in der die Zeit stillzustehen schien und nur das flutende Licht des ewigen Seins sie durchstrahlte, schlug der Herr Seine Augen wieder auf und begann mit der Vorbereitung der heiligen Handlung.

Auf dem Tablettkästchen stand der große Gralskelch und um ihn herum die sechs kleinen Becher. Im Innern des Kelches befand sich der siebente, der Johannesbecher. Darüber deckte die flache Brotschale aus dem Tempelschatz die Öffnung des Kelches ab, und über das Ganze war ein weißes, seidenes Tuch gebreitet. Der Herr nahm nun das Tuch ab und legte es beiseite. Dann zog Er an dem kleinen Knöpfchen die zweite Platte aus dem hölzernen Tablett und stellte die kleine flache Brotschale vor den Kelch auf die herausgezogene Platte. Anschließend holte Er den siebenten Becher aus dem Bauch des Kelches und stellte ihn auf das Tablett zwischen die sechs anderen. Zum Schluß hob Er den Kelch in die Höhe und entnahm aus der Unterseite des Fußes den kleinen metallenen Schöpflöffel, welchen Er ebenfalls vor sich auf das Tablett legte.

Alle Blicke und ehrfürchtige Aufmerksamkeit der Jünger waren auf Seine Handlungen gerichtet, auch als Er das Brot aus der großen Pessach-Brotschale nahm und es auf die kleine Tempelschatz-Schale legte. Das, was Er beim Pessach-Mahl zurückgelegt hatte, war ein rundes, flaches Stück Brot, welches er nun zuerst in die kleine Schale legte. Darüber legte Er aber noch ein größeres Stück Brot. Beide Brote waren in der Art der sogenannten Mazzot, der ungesäuerten Brote, gebacken, die am Pessach-Fest ausschließlich verzehrt wurden. Sie waren einem Knäckebrot ähnlich. Das größere, welches zuoberst lag, war von rechteckiger, länglicher Form, so daß es über die Ränder der kleinen Schale hinausragte.

Diese Mazze war durch tiefe Stanzungen in drei größere Abschnitte untergliedert, während jeder Abschnitt für sich wiederum drei gestanzte Sollbruchstellen aufwies. So waren insgesamt zwölf Brotabschnitte vorhanden – für jeden Jünger einer –, und jeder dieser Brotabschnitte maß etwa acht auf drei Zentimeter. Die drei Hauptabschnitte versinnbildlichten die drei Segmente des Tisches, was die entsprechenden Persönlichkeiten, die an diesen Segmenten saßen, in eine besondere Beziehung zueinander stellte, von der in einem anderen Zusammenhang einmal ausführlicher gesprochen werden soll. Diese Beziehungen von jeweils vier Jüngern waren nämlich an diesem Abend neu geschaffen, und sie sollten für die Zeit nach dem Pfingstereignis und in der Verbreitung des göttlichen Wortes eine wichtige Rolle spielen. So kamen im mittleren Tischsegment die Schicksale von Johannes, Petrus, Judas Ischariot und Philippus zusammen; am Tischsegment links vom Christus die Schicksale des Andreas, Judas Thaddäus, Simon und Levi; und am rechten Tischsegment die Schicksale von Jakobus dem Zebedäus-Sohn, Jakobus dem Jüngeren, Nathanael und Thomas. Es wurde dadurch deutlich, daß die Schicksale der Blutsbrüder voneinander getrennt wurden, wie es beispielsweise bei Petrus und Andreas der Fall war (siehe Zeichnung von Seite 71).

Der Meister brach das Brot in zwölf Teile. Von dem dritten Abschnitt aber brach Er eine kleine Ecke ab und legte sie beiseite. Dann sprach Er den Segen über das Brot und bedeckte es mit dem seidenen Tuch.

Nun wandte Er sich dem Kelch zu. Zunächst goß Simon Petrus zu Seiner Linken eine bestimmte Menge Wein aus dem Weinkrug, der vor ihm stand, in den Kelch. Der Herr hob den Finger empor, als genug Wein in den Kelch geflossen war. Anschließend goß Johannes zu Seiner Rechten aus dem zweiten Krug, der vor ihm gestanden hatte, Wasser dazu, bis der Herr erneut den Hinweis zum Einhalten gab. Man sah, daß die Menge des Wassers der Menge des Weines genau entsprach, so daß sich zu gleichen Anteilen Wasser und Wein im Kelch befanden. Doch nun ergriff der Erlöser den Löffel, den Er aus dem Fuß des Kelches entnommen hatte, und schöpfte vor aller Augen zusätzlich dreimal einen Löffel voll Wasser aus dem Wasserkrug in den Kelch hinein. Dies war die entscheidende Tat, damit sich die Transsubstantiation des Weines vollziehen konnte; und es war zum Verständnis der Zwölf ein Hinweis auf die Beschaffenheit, die höhere Natur des neuen Blutes, ein kultischer Verweis auf die Ätherisation des zukünftigen Gralsblutes, welches am Kreuz aus der Seite des Herrn hervorbrechen sollte.[6] Was Johannes unter dem Kreuz am folgenden Tage bezeugen würde – daß nämlich nicht nur Blut, sondern auch Wasser aus der Speerwunde floß, und daß dieses trotz des leiblichen Todes Jesu lebendig hervorquoll –, das wurde im dritten Abschnitt des Abendmahlfestes vorausgespiegelt; mehr noch: Es wurde an jenem Abend durch die kultische Handlung Christi veranlagt, daß die Ätherisation des Blutes sich am folgenden Tage vollziehen konnte.

In diesem Sinne barg der Gralskelch sowohl während der heiligen Handlung am Gründonnerstagabend wie auch in den Abendstunden des Karfreitages das verwandelte Blut des Erlösers. Er barg beide Male das reine Gralsblut, welches für die Menschheit aufleuchtete und dessen vergeistigende Substanz durch das wiederholte Feiern des Abendmahls über die Jahrtausende hinweg in die physische Organisation der Menschen einziehen konnte, um in ihnen den Keim für die Verwandlung ihres eigenen Blutes zu legen, damit sie in der Endzeit der

Erdenentwicklung zum Weinstock des Herrn werden könnten, von dem Er dann tränke.

Abschließend sprach Er den Segen über den Kelch und dankte Seinem himmlischen Vater.

Als Er also die Anteile von Wein und Wasser um die drei Löffel mehr Wassers aufgefüllt und damit das Gleichgewicht zwischen ihnen zugunsten des Wassers verändert hatte, wandte Er sich der kleinen Brotecke zu, die Er zuvor von dem dritten der Brotabschnitte abgebrochen hatte. Sie war gerade so groß, daß sie zwischen zwei Fingern verschwand. Er nahm das Broteckchen und zerstäubte es über dem Kelch, so daß es in die Flüssigkeit einging.

Daraufhin reichte Ihm Johannes auf Seine Bitte hin die große, nun leere Pessach-Brotschale, die Er vor sich hinstellte. Der Herr hielt Seine Hände darüber, und Johannes goß aus dem Wasserkrug Wasser über Seine Hände in die Schüssel hinein, in der Er sie wusch. Als Er dies getan hatte, nahm Er wiederum den kleinen Löffel und schöpfte von dem Wasser, in dem Er sich die Hände gewaschen hatte, nacheinander jedem von den Zwölfen etwas über ihre Hände. Sie empfanden durch ihren vergeistigten Bewußtseinszustand das Schöpfen des Wassers über ihre Hände nicht mehr als bloßes, äußeres Ritual, sondern erschauten, daß ihnen die Hände gewaschen worden waren, um den Leib des Herrn, das verwandelte Brot, in innerer Reinheit in Empfang nehmen zu können.

Das erste Abendmahl: die Wandlung der Herzen und Häupter

Nun war der Augenblick gekommen, auf den der Erlöser Seine Jünger während des gesamten Festesablaufs des Abends vorzubereiten gesucht hatte. Es war der Moment gekommen, da das letzte und zukunftsweisende kultische Mysterium durch den Gottessohn gestiftet wurde. Die hohe Stunde war gekommen, da der Christus Jesus den neuen Menschheitsbund der Welt gab, mit der Er sich bis zu ihrem Sonnensein verbinden würde.

Er entfernte das Tuch von der Brotschale und hob sie auf Herzenshöhe. Dann sprach Er die Worte, die uns aus den Evangelien nach Matthäus (26,26), Markus (14,22) und Lukas (22,19) überliefert sind:

Nehmet hin meinen Leib,
der für euch gegeben wird!

Diese Seine Worte waren reale geistige Erschütterungen der diesseitigen und jenseitigen Welt. Sie durchbrachen ein weiteres Tor des Bewußtseins in den Jüngern und hallten mächtig in ihren Seelen wider, wie es einzig das lebendige Wort zu tun pflegt. Von schauender Ahnung durchbebt, sahen sie auf die Größe Seines Opfers, ertasteten ihre Herzen die Tragweite dieser Verwandlung. Sie wurden Zeugen, wie alles sinnlich Sichtbare um den Herrn herum verschwand und wie das Brot in Seine Herzensmitte einging, wie sich Sein liebendes Herz und das

Brot der Erde zu einer chymischen Einheit verbanden. Es lag so viel Wahres und Weises in dieser Handlung, daß sie sich nicht in irdische Worte kleiden läßt, sondern nur von dem eigenen Herzen erfahren werden kann. Es war, als wäre das verwandelte Brot, der Leib Christi, welcher zu der neuen Nahrung der Menschheit wurde, gehoben von Magen- auf Herzenshöhe. Was fortan den Leib ernährte, wurde nicht mehr vom Magen aufgenommen, sondern vom Herzen; und diese neue Nahrung war die Liebe. Die selbstlose, reine Liebe war die Gabe Christi für die Entwicklung der irdischen Welt, über das Mondenerbe, über die Gabe der Weisheit hinaus. Für den übersinnlichen Blick erschien das verwandelte Brot als die sich offenbarende Liebe selbst.

Der Herr setzte die Schale ab und nahm nun nacheinander die zwölf zu Seinem Leib verwandelten Brote auf und reichte sie einzeln jedem Jünger hin. Bevor Er sie den anderen reichte, gab Er zuerst dem Johannes zu essen, dann Simon Petrus und anschließend dem Judas Ischariot. Doch Judas aß das Brot nicht.

Als alle anderen von ihrem Brot gegessen hatten, blickte der Herr auf den Kelch. Er nahm ihn auf und hob ihn auf Haupteshöhe. Sodann sprach Er die Worte, die uns aus den Evangelien nach Matthäus (26,27 f.), Markus (14,23 f.) und Lukas (22,20) überliefert sind:

Nehmet hin und trinket mein Blut,
das für euch vergossen wird!

Und wiederum durchfuhr die Jünger die Empfindung von der Erhabenheit Seines Liebe-Opfers. Es durchströmte ihre eigenen Häupter das, was sie nun an dem Erlöser erblickten: Die lebendige Materie des Kelches wurde durchscheinend klar, als gäbe sie den Blick frei auf das in ihr zum Leben erweckte heilige Blut. Der ganze Leib des Herrn selbst wurde durchscheinend hell. Sein Haupt erstrahlte wie das Licht der Sonne, und das Opferblut im Innern des Kelches leuchtete auf im aurischen Rot der Liebe, als das Licht Seines Hauptes den Kelch durchdrang. Indem Er den Kelch auf Haupteshöhe erhob, drang an die übersinnlichen Ohren der Jünger Seine innere göttliche Stimme, mächtig tönend, allgegenwärtig: «*Mein Blut erwecket euch!*» Sie wurden Zeugen der Wandlung des Wassers und des Weines zu dem geläuterten Gralsblut, welches das Menschen-Ich über die Versucher triumphieren läßt und die Menschheit zu einem neuen Hauptesbewußtsein ihrer selbst und der Weltentwicklung führt.

Der Erlöser setzte den Kelch vor sich ab und hielt ihn nun Johannes hin, der als Erster aus ihm trank; dann folgte Simon Petrus und als Dritter Judas Ischariot. Da bildete sich zwischen diesen Dreien ein okkultes Dreieck, das sich aus der Sinneswelt hinaushob und im geistigen Raum stand. Mittig zwischen Johannes und Petrus, doch hinter ihnen stehend, erschien die leuchtende Gestalt des göttlichen Hierophanten – der unteren Spitze des Dreiecks, dem Judas gegenüber. Es glich das

Erscheinen dieses Dreiecks den für die Zelebrierung der Messe oder Opferfeier zusammenstehenden drei Priestern. Diese drei Jünger durften das Blut des Herrn aus dem Kelch trinken, und Christus war ihr Initiator. Judas stand in dem Dreieck, weil durch ihn das Opfer des Herrn zustande kommen sollte. Er stand an der Spitze des umgekehrten, des nach unten weisenden Dreiecks.

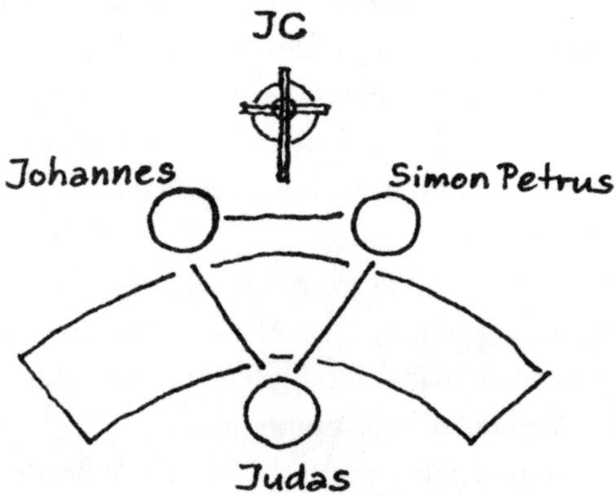

Das Schicksal spitzte sich zu – es mußte alles durch die Persönlichkeit des Judas wie durch ein Nadelöhr hindurchgeführt werden. Der in der Geisteswissenschaft erlebende Mensch sieht die Notwendigkeit der Umkehr jenes okkulten Dreiecks, welches damals seine Spitze vom Herrn abwandte. Doch kann diese Umkehrung nur durch das Hinabsinken bis zur tiefsten Spitze und in dem Durchgang durch das Nadelöhr erreicht werden. Der Erlöser nahm den Kelch freiwillig an, der Ihm in der Ölbergnacht von Seinem Vater gereicht wurde. Nur durch das Opfer der letzten Kräfte, durch die Hingabe aller Macht und Offenbarwerdung der unschuldigsten Ohnmacht konnte das Heil der Menschheit dem Weltengange unauslöschlich eingeprägt werden.

Doch daß das Heil der Menschheit allgegenwärtig war, auch in der Stunde des nahenden Verrats, kam darin zum Ausdruck, daß Judas, der einen Schluck aus dem Kelch nahm, damit auch den Leib des Herrn zu sich genommen hatte; denn von seinem Brot war ein Bröckchen in das Blut eingegangen, welches er zu sich nahm. So war Judas derjenige, dem der Herr «seinen Bissen eintauchte» (Joh 13,26).

Nun wurde der heilige Trank mit dem Löffelchen auf die sechs Becher der Jünger verteilt, und sie tranken jeweils zu zweien aus einem Becher.

Als auch diese Handlung beendet war, erfaßte die verwandelte Aura des Christus den Umkreis der Jünger, und sie wurden Seiner liebevollen Weisung teilhaftig, die sich aussprach in dem folgenden Sinne:

Behaltet in eurer Erinnerung,
was hier getan wurde,
und tut dasselbe zu meinem Gedächtnis!

Den im Kelch verbliebenen Rest des Blutes goß Er nun in den siebenten Becher, in den Johannesbecher, hinein. Petrus zu Seiner Linken schenkte ein wenig Wein nach und Johannes zu Seiner Rechten ein wenig Wasser. Darin wusch sich der Erlöser die Hände. Indem Er Seine handelnden Hände in dem eigenen Leib und Blut wusch, zeigte Er den Jüngern, ohne ein Wort zu sprechen, daß Er freiwillig das Opfer Seines Wesens auf sich nahm – daß Er im kosmischen Sinne nicht ausgeliefert war der Willkür eines Verrates. Dann verteilte Er dieses Blut auf die sechs Becher der Jünger, und sie tranken es.

Nach dieser letzten Handlung sprach der Christus zu ihnen in der Weise, wie sie es noch nie gehört hatten, da die sinnlichen Ohren für die Bedeutung solcher Worte nicht offen stehen. Nun aber nahmen sie in sich auf, wie der Herr sich für sie und alle ihre Menschenbrüder an den Vatergott wandte, damit sie in die Wahrheit eingeführt und in ihren Ichen berührt würden von dem Geheimnis der im Himmel und auf Erden waltenden Trinität. Diese okkulten Worte Christi, die dem geisteswissenschaftlich verstehenden Menschen das Mysterium des Abendmahls offenbaren können und gesprochen wurden nach der Einsetzung des Neuen Bundes, sind niedergelegt im Evangelium des Johannes (Joh 17,1-26: Das hohepriesterliche Gebet).

Der Erlöser schaute nun mit festem Blick in die Runde, und sie alle erlangten allmählich ihr einfacheres Tagesbewußtsein wieder. In ihren Herzen verspürten sie aber eine ungewöhnliche seelische Wärme und in ihren Häuptern eine angenehm kühle, lichte Klarheit, die sie bis zu ihrem Tode nicht mehr verlassen sollte. Sie trugen ja Ihn ab diesem Moment schon in sich. Es sprach sich in dieser Empfindung aus, was in der Wandlung des Herzens und der Häupter durch Leib und Blut in sie hinein gegeben worden war und in dem Wahrspruchwort Rudolf Steiners zur Ur-Weihenacht anklingt[7]:

Göttliches Licht,
Christus-Sonne,
Erwärme
Unsere Herzen;
Erleuchte
Unsere Häupter;

Dass gut werde,
Was wir
Aus Herzen gründen,
Was wir
Aus Häuptern
Zielvoll führen wollen.

Mit diesem ihre Seelen erfassenden Blick des Herrn war die Inauguration des Neuen Bundes abgeschlossen.

Der Herr setzte den Johannesbecher wieder zurück in den Kelch, legte die Brotplatte mit dem verbliebenen Brot darauf, stellte die sechs Becher der Jünger zurück um den Kelch herum auf das Tablett, schob die kleine Holzplatte wieder zusammen und bedeckte die kultischen Gerätschaften wieder mit dem weißen Tuch.

Was unter dem Begriff das «letzte Abendmahl» in die Geschichte eingegangen ist, war die erstmalige Durchwirkung physischer Menschenleiber mit der den geistigen Menschen wahrhaft speisenden, göttlichen Substanz und kann aus diesem Grunde im esoterischen Sinne einzig als das «erste Abendmahl» bezeichnet werden.

Der siebente Becher wurde hier als der Johannesbecher bezeichnet, weil sicher ist, daß Johannes diesen später mit nach Ephesus nahm. Die sechs anderen wurden verteilt über die Welt, während der Gralskelch in seiner lebendigen Beschaffenheit in die Erde Europas einging. So waren die sieben Becher, die über die Erde verteilt wurden unter der Allgegenwart des heiligen Grals, wie die sieben planetarischen Zustände, die die Erde bis zu ihrem Sonnensein durchläuft und derweil allezeit beschienen wird von der Christus-Sonne, die da spricht:

Ich bin bei euch alle Tage,
bis ans Ende der Welt!

(Mt 28,20)

NACHWORT

Nachdem ich an verschiedenen Orten Ausführungen zu dem hier behandelten Thema gegeben habe, ist einmal – wohl aus einer gewissen besorgten Haltung heraus – der Hinweis an mich ergangen, daß ich mich – wenn ich in dieser Weise über das Abendmahl spräche – Plagiats-Vorwürfen zu stellen hätte.

Gleichwohl ich derartigen Unterstellungen mit Langmut entgegensehe, möchte ich zu der internen Methode meiner geistigen Arbeit eine kurze Bemerkung machen, die diesbezüglich Aufschluß geben kann: Als das authentische Miterleben der Zeitenwende-Ereignisse auftrat, erfuhr ich von Menschen, die in der Vergangenheit ähnliche Wahrnehmungen hatten. Es wurde mir nahegelegt, mich mit den Berichten Anna Katharinas von Emmerich auseinanderzusetzen, die von Clemens Brentano zu einer umfangreichen Schilderung ausgearbeitet wurden. Ich beschloß jedoch damals, dies vorerst nicht zu tun, um unbeeinflußt meine eigenen Erlebnisse Platz greifen zu lassen. Und so begann ich, meine Vorträge und Bücher auszuarbeiten, allein auf den eigenen historisch sinnlichen wie gegenwärtig übersinnlichen Erfahrungen aufbauend. Ganz offensichtlich sind etliche meiner Aussagen zu den rein äußerlichen Geschehnissen während der Zeitenwende mit denen der Anna Katharina von Emmerich deckungsgleich.

Dazu kann ich nur sagen: Ich freue mich aufrichtig darüber, wenn von dritter Seite recht viele Übereinstimmungen dahin gehend gefunden werden! Zeigt doch dies um so mehr, daß die historischen Ereignisse, die sich um das Mysterium von Golgatha zugetragen haben, unstrittig sind. Es kann ja auch gar nicht anders sein. Sobald ein Vorgang auf der irdischen und in der geistigen Welt abgeschlossen ist, wird er historisch und prägt sich der großen devachanischen Chronik ein. Nichts an ihm ist interpretativ, da es nur *eine* historische Wirklichkeit gibt. Weder die reinen Fakten der Welt- und Menschheitsgeschichte noch die Tatsachen über das Wesen der geistigen Welt sind eine Frage der menschlichen Auslegung. Ihr Auffinder kann in einem subjektiven Verhältnis zu ihnen stehen; das wird aber nichts an der Wirklichkeit ihrer selbst ändern.

Würde ich künftig vor jedem meiner Beiträge, die ein Zeitenwende-Ereignis behandeln, aus Furcht vor einer Übereinstimmung mit Anna Katharina von Emmerich deren Aussagen mit meinen Erlebnissen vergleichen, wäre zum einen kaum noch Zeit für eine eigene geistige Arbeit; zum anderen würde meine freie Vortragsweise unweigerlich abgetötet, sobald identische Erfahrungen vorliegen, in dem Bemühen, jede Übereinstimmung in der Formulierung zu umgehen. Damit wäre die Authentizität meiner Schilderungen nicht mehr gegeben.

Ein Blick auf die anderen Beiträge dieser Reihe mag einen Hinweis auf die individuelle Erfahrungssphäre geben, die nicht nur historische Verläufe von Ereignissen, sondern auch geisteswissenschaftliche Ausarbeitungen zum Inhalt haben.

Das Nachwort war an dieser Stelle eigentlich schon zu einem Abschluß gebracht, als man mir einige Illustrationen zeigte, die nach den Beschreibungen Anna Katharinas von Emmerich angefertigt worden sind. Darunter befand sich auch eine Darstellung des Abendmahlhauses. Ich war selbst sehr erschüttert, die ungeheure Ähnlichkeit mit dem von mir Erlebten festzustellen. Selbst die Perspektive, die Richtung, von der aus auf das Haus geblickt wurde, ist mit meiner in diesem Buch gegebenen Skizze identisch. Ich konnte daran erkennen, daß auch Anna Katharina von Emmerich den Aufbau des gesamten Hofes so gesehen haben muß wie ich, denn die Perspektive auf das Abendmahlhaus von links her ergibt sich zwangsläufig aus dem etwas aus der Mitte nach links verschobenen Torzugang zum Hof. Wer durch das Tor schreitend den Hof betrat, fand sich im Hinblick auf das Abendmahlhaus etwas links von dessen Freitreppe, so daß er ganz natürlich einen perspektivischen Blick auf das Ensemble haben mußte in der Weise, wie es bei Anna Katharina von Emmerich und auch bei meinen Darstellungen ins Bild gesetzt worden ist.

Nun hat sich aber noch ein weiterer Vorgang abgespielt, als ich die Illustration des Abendmahlhauses betrachtete: Darin trägt der das Haus umschließende Säulengang eine bogenförmige Ausmauerung, worauf das Dach ruht. In meiner Darstellung tragen die griechischen Säulen keine Bögen, sondern nur das Pultdach (siehe Zeichnung auf Seite 23). Als ich eine Weile auf die fremde Illustration schaute, mußte ich feststellen, daß ich unsicher wurde in bezug auf die tatsächliche Konstruktion des Säulenganges. Ich schlug in meinem alten Notizbuch nach und fand, daß ich direkt nach dem ersten Erleben des Abendmahl-Geschehens eine Skizze angefertigt hatte, in der der Säulengang ebenfalls gemauerte Bögen trug. Hieran ist zu erkennen, was gemeint ist, wenn ich in meinen Darlegungen dann und wann von meinen «Erinnerungen» spreche. Die sinnlichen Gegebenheiten während der Zeitenwende werden zu einer bestimmten Stunde durchlebt. Dabei macht das eigene Wesen Wahrnehmungen. Zu einer anderen Stunde, wenn die Wahrnehmung wieder allein die Gegenwart erfaßt, muß man sich der Erinnerung bedienen, um die Wahrnehmungen der Vergangenheit in die Gegenwart hineinzuholen. Dabei geht offenbar so manches Detail verloren. Es muß also das richtige Detail des Säulenganges zu einem anderen Zeitpunkt noch einmal überprüft werden. Ich habe die Zeichnung dennoch nicht nachträglich abgeändert, weil zum einen die Frage nach der Detailausgestaltung des Säulenumgangs hier nicht von besonderer Relevanz ist und zum anderen weil dieses Beispiel die Abläufe verdeutlicht, wie sie bei der Entstehung von der Wiedergabe historischer Umstände auftreten.

ANMERKUNGEN

1 Suleiman der Prächtige ließ 1520–1566 die noch heute sichtbare Stadtmauer Jerusalems erbauen bzw. ließ sie an einigen Bereichen auf den Fundamenten der alten Stadtmauer aufbauen.
2 Siehe Rudolf Steiners Vortrag vom 20. September 1912, in: «Das Markus-Evangelium», GA 139, 6. Auflage 1985.
3 Siehe Rudolf Steiners Vortrag vom 16. April 1906, in: «Ursprungsimpulse der Geisteswissenschaft», GA 96, 2. Auflage 1989.
4 Siehe «Mantrische Sprüche», GA 268, 1. Auflage 1999, Seite 341.
5 Ebd.
6 Siehe dazu die Ausführungen in Judith von Halle, «Von den Geheimnissen des Kreuzweges und des Gralsblutes», Band II der Reihe «Beiträge zum Verständnis des Christus-Ereignisses», 2. Auflage 2006, Seite 55–72.
7 «Wahrspruchworte», GA 40, 9. Auflage 2005, Seite 109.

Judith von Halle
im Verlag am Goetheanum

«Und wäre Er nicht auferstanden ...»

Die Christus-Stationen auf dem Weg zum geistigen Menschen

Mit Beiträgen von Peter Tradowsky

2. Aufl. 2006, 204 S., 4 farb. Abb., Pb., m. Lb.
ISBN 3-7235-1255-0

Judith von Halle erzählt aus inneren Erfahrungen von den historischen Begebenheiten des Mysteriums von Golgatha und verbindet sie mit Betrachtungen über die geistigen Hintergründe des zentralen Menschheitsereignisses.

Aus dem Inhalt:

Von der Erkenntnis und der Wirklichkeit der Auferstehung Christi – Die menschenkundliche Bedeutung des Auferstehungsleibes – Das Mysterium von Golgatha als Ende der alten und Beginn der neuen Einweihung – Darstellungen der Ereignisse zwischen Tod und Auferstehung (Höllenfahrt) – Die Verklärung auf dem Berg Tabor und die letzte Nacht am Ölberg – Das Ostergeschehen der Zeitenwende – Das Pfingstereignis u.a.m.

Judith von Halle
im Verlag am Goetheanum

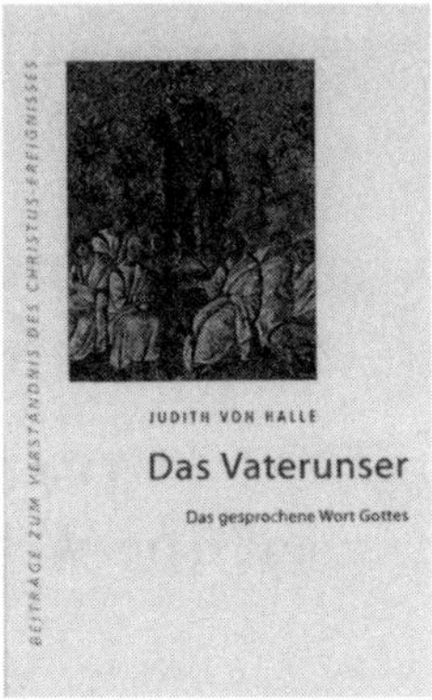

Das Vaterunser

Das gesprochene Wort Gottes

Beiträge zum Verständnis des Christus-Ereignisses Band I

2006, 72 S., Gb., m. Lb., ISBN 3-7235-1274-7

Judith von Halle schildert aus ihrem authentischen Erleben heraus, wie Christus Seinen Schülern das Ur-Gebet der Menschheit übergibt.
Die okkulten Schätze dieses Gebets, die den Jüngern damals geoffenbart wurden, sind für den Menschen des Bewußtseinsseelenzeitalters durch die selbständige Erkenntnis des Übersinnlichen nach und nach heute wieder auffindbar.

Judith von Halle

im Verlag am Goetheanum

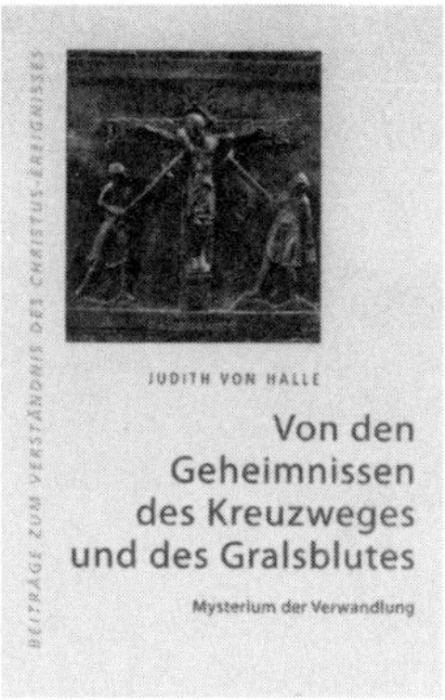

Von den Geheimnissen des Kreuzweges und des Gralsblutes

Mysterium der Verwandlung

Beiträge zum Verständnis des Christus-Ereignisses Bd. II

2006, 140 S., 4 farb. Abb., Gb., m. Lb.
ISBN 978-3-7235-1287-6

Auch diese Ausführungen sind aus dem eigenständigen geistigen Erleben der Autorin hervorgegangen. Zum einen handelt es sich dabei um unmittelbares Miterleben der historischen Ereignisse der Zeitenwende, zum andern um geisteswissenschaftliche Erkenntnisse über Das Mysterium von Golgatha und die Bildung des Auferstehungsleibes – Das Lanzenstich-Mysterium und das Gralsblut – Der Kreuzweg und die Sieben Worte Christi am Kreuz.